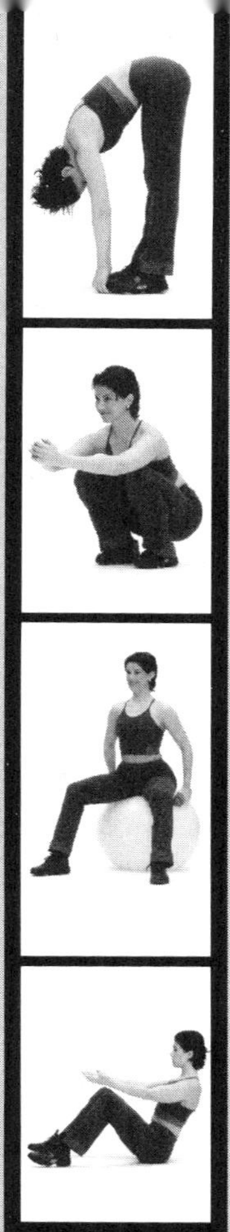

rororo

rororo sport

Herausgegeben von Bernd Gottwald

Hans-Dieter Kempf / Andreas Strack / Uschi Moriabadi

Fit und schön mit Hanteln

Die besten Übungen für Frauen

Mit Fotos von Horst Lichte

Rowohlt Taschenbuch Verlag

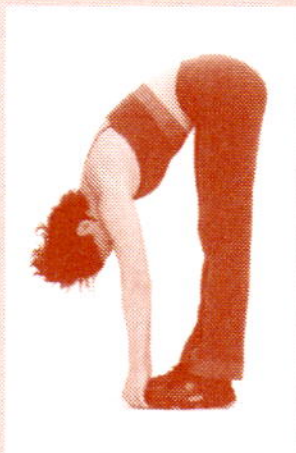
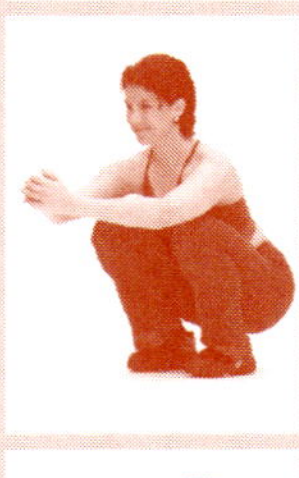
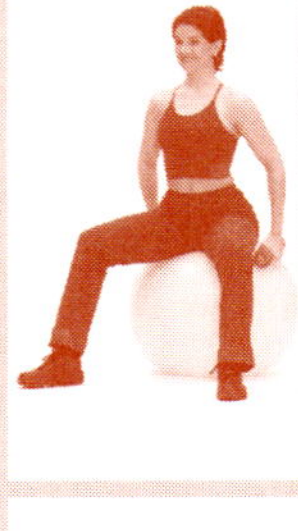
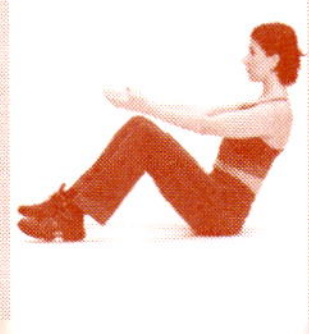

Danksagung

Wieder mal geschafft – und das bestimmt nicht alleine, denn viele haben mitgeholfen: die Firma Alex Athletics (Karstadt AG), die uns die Hanteln zur Verfügung gestellt hat, Dr. med. Torsten Albers, der fachliche Hinweise gab, Jessica Mentrup, die unsere Übungen in Szene gesetzt hat, Horst Lichte, der unser Modell wie immer fotografiert hat, Thorsten Krause, der als Lektor unser Manuskript betreut, und unserem Herausgeber «Scotty» Gottwald, der es wieder einmal gewagt hat, uns ein Thema anzuvertrauen.
Vielen Dank!

Hans-Dieter Kempf, Andreas Strack
und Uschi Moriabadi

Originalausgabe
Veröffentlicht im Rowohlt Taschenbuch Verlag GmbH, Reinbek bei Hamburg, November 2001

Redaktion Thorsten Krause
Umschlaggestaltung any.way, Barbara Hanke / Cordula Schmidt
(Foto: The Stock Market)
Layout Christine Lohmann
Satz Photina PostScript, QuarkXPress 4.11
Gesamtherstellung Clausen & Bosse, Leck
Printed in Germany
ISBN 3 499 61020 5

Inhalt

Bodyshaping mit Hanteln

Möchten Sie vital aussehen, sich fit fühlen und leistungsfähig sein?

Haben Sie vor, einige überflüssige Pfunde abzutrainieren und damit Ihre Problemzonen wegzubekommen?

Eine überaus effektive Strategie, um diese Ziele zu erreichen, ist ein ausgewogenes Muskeltraining – das so genannte Bodyshaping. Im Mittelpunkt dieses Trainingskonzepts steht ein fitness- und gesundheitsorientiertes Krafttraining mit Hanteln, das durch ein Training der Beweglichkeit, der Ausdauer und der Koordination vervollständigt wird. Auch auf eine gute Ernährung kommt es an – auch dazu gibt es in diesem Buch Tipps.

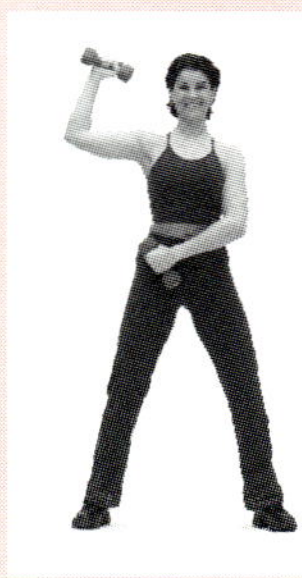
Fit und schön mit Hanteln

Inhalte eines ausgewogenen Muskeltrainings

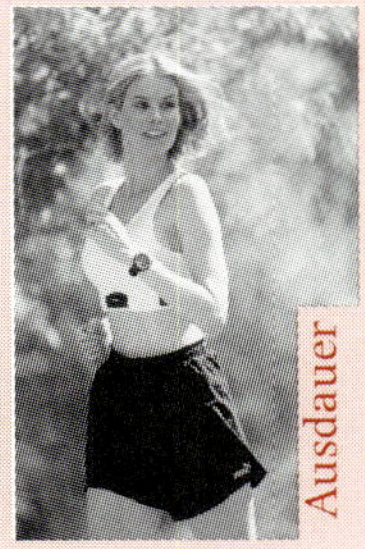
Ausdauer

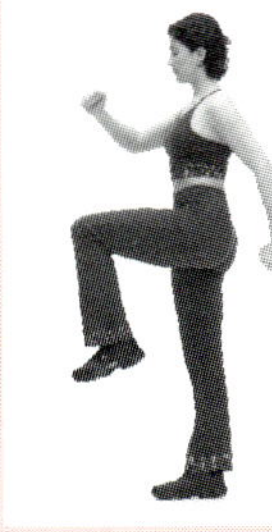
Koordination

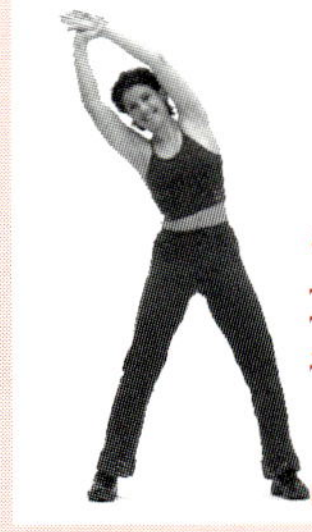
Beweglichkeit

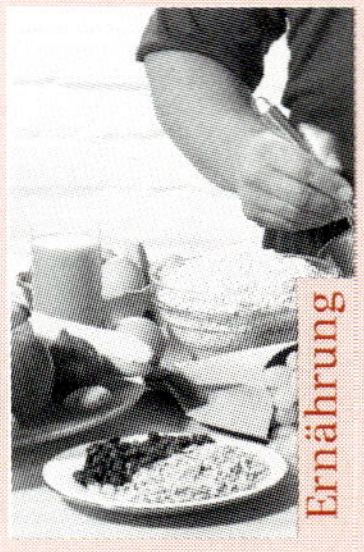
Ernährung

Die ersten Effekte eines regelmäßigen Muskeltrainings sind schon nach kurzer Zeit spürbar. Es führt zu komplexen Anpassungserscheinungen des Körpers, die sich unterschiedlich schnell im Bereich des Nervensystems, der Skelettmuskulatur sowie des Binde- und Stützgewebes zeigen und bei entsprechender Durchführung auch Atmung, Herz-Kreislauf-System und Stoffwechsel positiv beeinflussen. Je nach Zielsetzung des Trainings bringt Ihnen das zahlreiche Vorteile:

- Sie fördern die Zunahme der Muskulatur, die Reduzierung des Körperfettanteils und die Straffung des Gewebes, was gleichzeitig Ihre Figur verbessert. Krafttraining kombiniert mit Ausdauertraining und einer entsprechend abgestimmten Ernährung führt zu einer Abnahme des Depotfetts bei gleichzeitiger Erhaltung der Skelettmuskulatur.
- Sie verbessern Ihre Blutfettwerte (Cholesterinspiegel) und Blutzuckerwerte und tragen zur Ökonomisierung Ihrer Herztätigkeit bei.
- Sie verbessern die lokalen Ausdauerqualitäten der Muskulatur, was eine schnellere Mobilisierung von Energiequellen und eine raschere energetische Wiederherstellung in der Erholungsphase mit sich bringt.
- Sie erhöhen die Belastbarkeit des Bewegungsapparates und schützen ihn damit im Beruf, im Alltag und im Sport besser vor Erkrankungen bzw. Verletzungen.
- Sie verbessern Ihre Haltung, beugen Haltungsschwächen vor und können solche korrigieren.
- Sie beeinflussen abbauende Prozesse der Wirbelsäule positiv, können arthrotische

Erkrankungen in den großen Gelenken verzögern und teilweise sogar funktionell ausgleichen.

- Sie können bei chronischen Erkrankungen des Bewegungsapparates Schmerzen verringern und so dessen Funktionsfähigkeit steigern.
- Sie beugen einem alterstypischen Knochenmasseverlust vor.
- Sie können die etwa ab dem 30. Lebensjahr einsetzende altersbedingte Abnahme der Muskelmasse und damit auch der Muskelkraft kompensieren.
- Sie beschleunigen nach Verletzungen oder Operationen die Wiederherstellungsprozesse des Körpers.

Darüber hinaus wirkt regelmäßiges Training auch auf die Psyche. Sie steigern Ihr Selbstwertgefühl, werden resistenter gegenüber «negativem» Stress, fördern Ihr allgemeines Wohlbefinden und Ihr Immunsystem und steigern Ihre Lebensqualität. Sie fühlen sich selbstbewusster in Ihrem Auftreten.

Viele Frauen sind gegenüber dem Krafttraining immer noch skeptisch. Es kursieren zahlreiche Aussagen, die möglicherweise auch bei Ihnen Zweifel verursachen, z. B., dass Kraft- oder Hanteltraining zu dicken Armen und Beinen führe. Aufgrund der geringen Testosteronkonzentration brauchen Sie keine übermäßigen Muskelpakete zu befürchten, es sei denn, Sie betreiben leistungsmäßig Bodybuilding. Auch wird, wenn Sie mit dem Krafttraining aufhören, nicht «alles schlaff herunterhängen» – das umliegende Gewebe wird sich der reduzierten Aktivität ebenso allmählich anpassen wie umgekehrt einer Steigerung. Krafttraining macht nicht unbeweglich, wenn Sie Ihre Muskulatur regelmäßig und ausreichend dehnen. Und dass Krafttraining nur etwas für trainierte Menschen sei und sehr anstrengend, stimmt so nicht – ganz wichtig ist in diesem Zusammenhang eine an den individuellen Voraussetzungen orientierte Dosierung des Trainings. Außerdem erzielen Sie auch mit einem moderaten bzw. «sanften» Krafttraining einen ausreichenden Trainingseffekt.

Andere Personen hören nach kurzer Zeit enttäuscht auf, weil sie nicht in kürzester Zeit gezielt an Po, Bauch und Beinen abnehmen. Sie können bestimmte Zonen speziell trainieren und damit die Muskulatur in diesem Bereich straffen. Punktuelles Abnehmen («Spot-reducing») ist allerdings grundsätzlich nicht möglich, da die Fettreserven gleichmäßig abgebaut werden. Es scheint sogar so zu sein, dass durch eine unterschiedliche Stoffwechselaktivität Fettzellen bestimmter Bereiche, z. B. der Oberschenkelregion, weniger vom Abbau betroffen sind. Studien zeigen, dass der höchste absolute (in Kilogramm) und relative (in Prozent) Fettverlust durch die optimale Kombination einer so genannten Reduktionsdiät mit einem Ausdauer- und Krafttraining zu erzielen ist. Jede Einzelmaßnahme allein führt zu einem geringeren Ergebnis.[29*]

* Die hochgestellten Zahlen verweisen auf Literaturangaben, die über das Literaturverzeichnis im Anhang (s. S.189) aufzulösen sind.

So starten Sie richtig

Der Philosoph Seneca sagt: «Wer den Hafen nicht kennt, in den er segeln will, für den ist kein Wind ein günstiger.» Bevor Sie beginnen, sollten Sie sich *klare Ziele* setzen, die kurz-, mittel- oder auch langfristig sein können.

Kurzfristige Ziele – Beispiele:

- Ich werde in dieser Woche mit dem Hanteltraining beginnen.
- Ich werde in diesem und im nächsten Monat jeweils 1 kg abnehmen.
- Ich werde an drei Tagen pro Woche je zwanzig Minuten trainieren: einmal Hanteltraining, zweimal Ausdauertraining.

Mittel- und langfristige Ziele – Beispiele:

- Ich werde in den nächsten 4 Monaten meinen Körperfettanteil von 30 auf 25 Prozent reduzieren.
- Ich werde mich im nächsten Jahr gezielt bewegen und ernähren, um meine Problemzonen (z. B. Oberschenkelumfang) zu reduzieren und um ein strafferes Aussehen zu erreichen.
- Ich möchte mich nach einem halben Jahr deutlich «fitter» fühlen und leistungsfähiger sein.
- Ich möchte in den nächsten zehn Jahren durch mein gezieltes Programm Alterserscheinungen (z. B. Osteoporose, Muskelschwund) oder Beschwerden (z. B. Rückenschmerzen) vorbeugen bzw. diese reduzieren.

Nehmen Sie sich jetzt etwas Zeit. Was ist Ihr Trainingsziel? Beginnen Sie, alle Ziele in Stichworten zu sammeln. Ordnen Sie die Ziele nach ihrer Priorität. Formulieren Sie nun Ihr jeweiliges Ziel, d. h. den zu erreichenden Endzustand, so genau, so klar und so verbindlich wie möglich, am besten schriftlich. Achten Sie darauf, dass jedes Ziel Ihren Fähigkeiten und Möglichkeiten entspricht und einen Zeitrahmen mit Anfang und Ende beinhaltet. Es sollte realistisch, erreichbar und möglichst objektiv messbar sein. Insbesondere den Zeitrahmen sollten Sie nicht zu kurz stecken, denn wie lange hat es gedauert, bis der jetzige Zustand erreicht war …

Kurzfristige Ziele

....

....

....

....

....

Mittel- und langfristige Ziele

....

....

....

....

....

Stellen Sie sich nun möglichst lebendig und bildhaft vor, wie es ist, jedes der formulierten Ziele erreicht zu haben. Wie fühlt sich dieser gedankliche Zustand an?

«Auch die längste Reise beginnt immer mit dem ersten Schritt», sagt ein chinesisches Sprichwort. Auf dem Weg zu Ihrem Ziel, vor allem wenn es mittel- und längerfristig ausgerichtet ist, gibt es in der Regel mehrere Etappen. Setzen Sie sich also möglichst *realistisch-optimistische Zwischenziele*, in denen Sie z. B. festlegen, in welchem Umfang, mit welcher Intensität, wie häufig und in welcher Art Sie trainieren werden und was Sie nach der jeweiligen Etappe erreicht haben möchten. Bei diesen Planungen helfen Ihnen die Trainingshinweise auf S. 39. Sie werden in der Regel aber schon nach wenigen Tagen Fortschritte spüren, die Sie ermuntern werden, dabeizubleiben, und die Sie beflügeln, auch langfristige Ziele zu erreichen.

Auf dem Weg wird es immer wieder absehbare, aber auch unvorhergesehene Hindernisse und Schwierigkeiten geben. Überlegen Sie, schreiben Sie sich am besten wieder auf, welche (drei) Lösungsmöglichkeiten es für Ihr Problem gibt, und wählen Sie die Ihrer Meinung nach günstigste aus.

Problemlösung – Beispiel:

Hindernis:	Meine Kinder hängen beim Üben ständig an mir!
Lösungsmöglichkeiten:	1. Babysitter engagieren
	2. Mit Freundin (ebenfalls Mutter) in der Betreuung der Kinder abwechseln
	3. Üben, wenn Kinder im Kindergarten und in der Schule sind
Auswahl:	Die günstigste Möglichkeit ist …

Für manche Menschen ist es schwierig, den «inneren Schweinehund» alleine zu überwinden. Vielleicht finden Sie in Ihrem näheren Umfeld Personen, die mit Ihnen gemeinsam trainieren.

Überprüfen Sie Ihre Zwischenziele und belohnen Sie sich, wenn Sie erfolgreich waren. Das gilt letztlich auch für Ihr Hauptziel. Ob Sie dieses tatsächlich erreicht haben, können Sie durch objektive Parameter wie Fotos, durch Wiegen und durch Tests feststellen. Insbesondere aber Ihr Gefühl wird Ihnen mitteilen, wann Sie am Ziel angekommen sind.

«Es gibt nichts Gutes, es sei denn, man tut es», sagt Erich Kästner. Gemäß dieser Devise sollten Sie Ausreden wie «Ich habe keine Zeit», «Nach der Arbeit kann ich mich nicht mehr aufraffen» oder «Durch die Kinder bin ich zu müde» nicht gelten lassen. Und sollte wirklich einmal die Zeit knapp sein, so nutzen Sie das Kurzprogramm (vgl. S. 153) oder trainieren Sie schwerpunktmäßig die für Sie besonders wichtige Muskulatur. Nutzen Sie Ihre positive Einstellung zum aktiven Handeln *jetzt* und beginnen Sie am besten noch heute mit Ihrem Muskeltrainingsprogramm.

Kontrollieren Sie Ihren Erfolg!

Sind Sie Trainingsanfängerin, Wiedereinsteigerin oder Fortgeschrittene?

In den ersten beiden Fällen ist vor Beginn eines Trainings eine Untersuchung auf Sporttauglichkeit in jedem Fall anzuraten. Wichtig ist diese vor allem dann, wenn Sie älter als 30 Jahre sind, in letzter Zeit krank oder verletzt waren, Atem- oder Kreislaufbeschwerden oder Probleme mit dem Bewegungsapparat haben, übergewichtig sind oder Medikamente zu sich nehmen.

Nehmen Sie zu Beginn Ihren momentanen Fitnesszustand durch die folgenden Figur- und Leistungstests genauer unter die Lupe.

FIGUR-TEST

Schauen Sie in den Spiegel

Welcher Typ sind Sie? Eine *Selbstbetrachtung im Spiegel* oder eine *Fotografie* vermittelt Ihnen ein gutes Bild. Sie erkennen dabei nicht nur Ihr Fettverteilungsmuster, sondern auch Ihren Konstitutionstyp recht gut. Das ist wichtig, damit Sie sich vor unrealistischen Zielen schützen. Durch Training können Sie vieles an sich verändern, aber eben nur so viel, wie Ihr Typ zulässt. Nur wenige Menschen lassen sich allerdings eindeutig nur einem Typus zuordnen. Meistens liegen Mischformen vor. Als Orientierung gilt die nachfolgende Übersicht.

Pyknischer Typ

Zarte Knochen, gedrungen, starke Entwicklung von Brust und Bauchraum, Neigung zu Fettansatz

- Fettansatz und runde Körperformen
- Schultern so breit wie das Becken oder etwas breiter
- Gleichmäßigere Gewichtsverteilung als bei den beiden anderen Typen
- Körperhaltung zwischen der des leptosomen und des athletischen Typs
- Gute Voraussetzungen für Kraft- und Ausdauerleistungen
- Gute Nährstoffaufnahme und langsame Verdauung führen leicht zu Gewichtszunahme

Trainingsschwerpunkte: Kraftausdauertraining (geringe Gewichte und hohe Wiederholungszahl), Ausdauersportarten zum Abbau von Fettgewebe

Leptosomer Typ

Schmalwüchsig, dünngliedrig, asthenisch

- Groß und schlank
- Becken breiter als die Schultern
- Sehr bewegliche Gelenke
- Geringe Muskelentwicklung und schlechte Körperhaltung
- Geringe Stoffwechseleffektivität, deshalb erschwerte Gewichtszunahme

Trainingsschwerpunkte Kraftausdauer- und Muskelaufbautraining (geringe bis mittlere Gewichte, hohe bis mittlere Wiederholungszahl)

Athletischer Typ

Grobknochig, derb, kräftige Muskulatur

- Eckiger, kräftiger und muskulöser Körperbau
- Schultern breiter als das Becken
- Kompaktes Skelett- und Bindegewebe
- Leistungsfähige Muskulatur und effektives Kreislaufsystem
- In der Regel gute Körperhaltung
- Normale Verdauung, Fettanlagerung bei Inaktivität und zu viel Essen eher in der Körpermitte (Bierbauch)

Trainingsschwerpunkte: Beweglichkeits- und Koordinationstraining, allgemeines Krafttraining

Grobe Einteilung der Konstitutionstypen (hier Körperproportionen) nach Kretschmer [39]

Body-Mass-Index (BMI)

Ein Orientierung über Ihr *Gewicht in Relation zur Körpergröße* ist der Body-Mass-Index oder kurz BMI (dt. Körpermasse-Index). Dividieren Sie dazu Ihr Gewicht durch Ihre Körpergröße zum Quadrat.

Beispiel:

BMI = 65 kg : (1,70 m × 1,70 m) = 22,5 kg/m²

Als idealer Körpermasse-Index wird für Frauen ein Wert von 20,6 angegeben.[8]

BMI (WHO-Report 1995 und 1998)	
	BMI kg/(m)²
Normalgewicht	18,5–24,9
Übergewicht	25,0–29,9
Adipositas Grad I	30,0–34,9
Adipositas Grad II	35,0–39,9
Adipositas Grad III	> 40

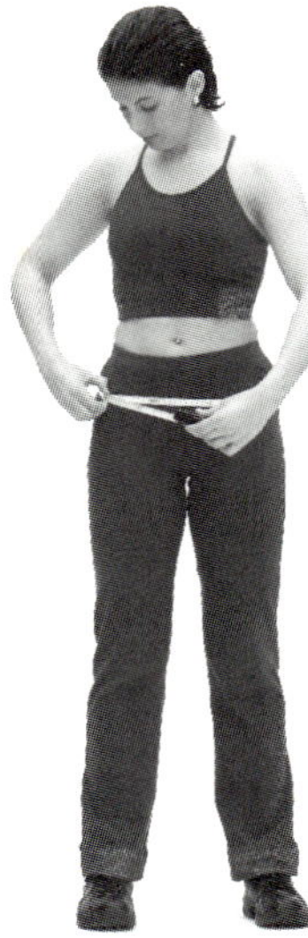

Messung Hüftumfang: Am Punkt des größten Umfangs der Hüfte bzw. am Ende des Oberschenkelknochens.

Messung Taille: Zwischen Rippenbogen und Beckenkamm in Höhe des Bauchnabels.

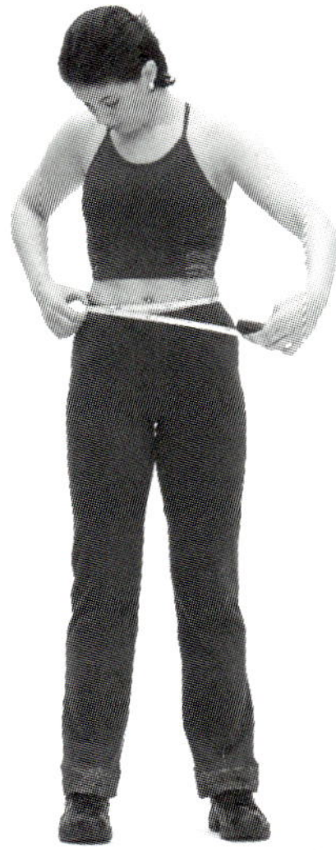

Waist-Hip-Ratio (WHR)

Die Waist-Hip-Ratio, kurz WHR, gibt Ihnen Aufschluss über das *Fettverteilungsmuster in Ihrem Körper.* Errechnen Sie dazu den *Quotienten aus Taillen- und Hüftumfang.*

Beispiel:

WHR = Taille 80 cm : Hüfte 100 cm = 0,8

Die WHR sollte bei Frauen unter 0,85 liegen. Der Wert ist niedriger als beim Mann (unter 1,0), weil die Frau typischerweise über ein hüftbetontes Fettverteilungsmuster verfügt, d. h. über eine eher birnenförmige Ansammlung an Hüfte, Po und Schenkel. Der Taillenumfang sollte unabhängig von diesem Wert bei Frauen nicht über 80–88 cm liegen.[36]

Körperfettanteil

Ein weiterer wichtiger Figurparameter ist der Körperfettanteil, der anzeigt, wie viel Fett Sie relativ zur Gesamtkörpermasse (BMI) in Ihrem Körper gespeichert haben. Das Körperfett übernimmt im Körper wichtige Funktionen. Es dient als Isolationspolster zum Wärmeschutz und zur Auspolsterung mechanisch stark beanspruchter Körperpartien, als Speicher für Vitamine, als zusätzliche Energiereserve während bzw. nach der Schwangerschaft, und letztlich modelliert es die Körperoberfläche mit, z. B. die Brüste und den Po. Der Körperfettanteil ist auch ein Gradmesser für Ihre persönliche Fitness. Durch ihn lassen sich die Erfolge Ihres Sport- und Ernährungsprogramms messen.

Sie können Ihren Körperfettanteil in der Apotheke, beim Arzt oder bei Ihrer Krankenkasse bestimmen lassen. Er kann bei der Frau zwischen 8 und 50 Prozent der Gesamtkörpermasse schwanken, im Schnitt beträgt er 23–28 Prozent.

Beurteilung des Körperfettanteils [11, 34]

Alter	*Exzellent*	*Gut*	*Mittel*	*Schlecht*
20–24	18,8	22,1	24,8	29,6
25–29	18,9	22,0	25,4	29,8
30–34	19,7	22,7	26,4	30,5
35–39	21	24,0	27,7	31,5
40–44	22,6	25,6	29,3	32,8
45–49	24,3	27,3	30,9	34,1
50–54	25,8	28,9	32,3	35,5
55–59	27	30,2	33,5	36,7
60 +	27,6	30,9	34,2	37,7

FITNESS-TEST FÜR ZU HAUSE

Sie sehen häufig schon an *alltäglichen Belastungen* oder einfachen Übungen, wie es um Ihren Fitnesszustand bestellt ist. Die folgenden Übungen geben Ihnen Aufschluss über eventuell vorliegende motorische Funktions- und Leistungseinschränkungen, sie dienen Ihnen quasi als Einstiegstest.[3, 4, 49]

Sollten Sie bei einer der genannten Aufgaben trotz mehrmaligen Versuchens Schwierigkeiten haben, kann das schon ein Hinweis auf ein bestehendes Defizit sein. Lassen Sie ggf. Ihren Fitnesszustand beim Arzt, im Reha- oder Fitnesscenter genauer bestimmen.

Ausdauer und Beinmuskulatur

Können Sie bei gleichmäßigem Tempo drei Stockwerke hochgehen, ohne anzuhalten und ohne völlig erschöpft zu sein?

[ ] Ja [ ] Nein

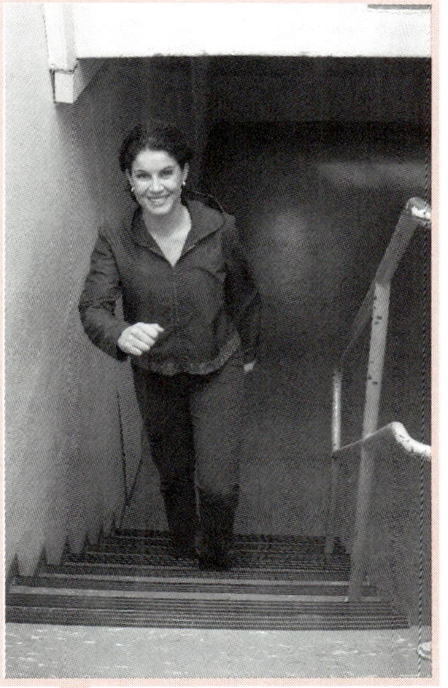

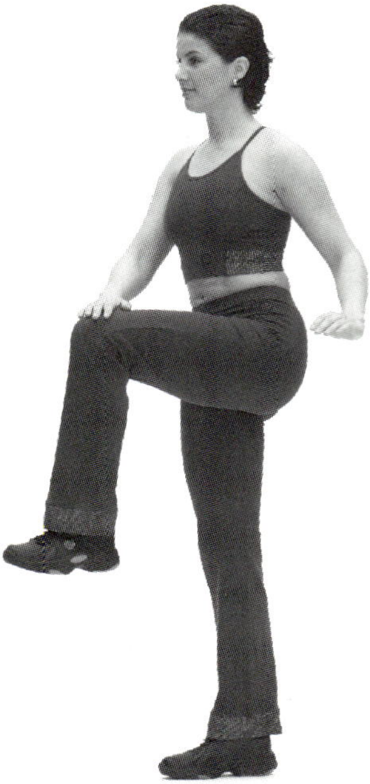

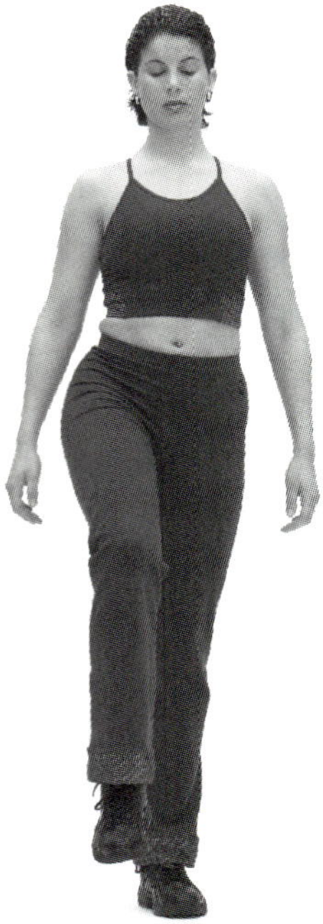

Ausdauer

Können Sie zwei Minuten flott auf der Stelle gehen? Berühren Sie dabei jeweils mit der Hand das gegenüberliegende Knie.

[ ] Ja [ ] Nein

Koordination

Können Sie mit geöffneten (dann geschlossenen) Augen für 15 Sekunden auf einem Bein stehen?

[ ] Ja [ ] Nein

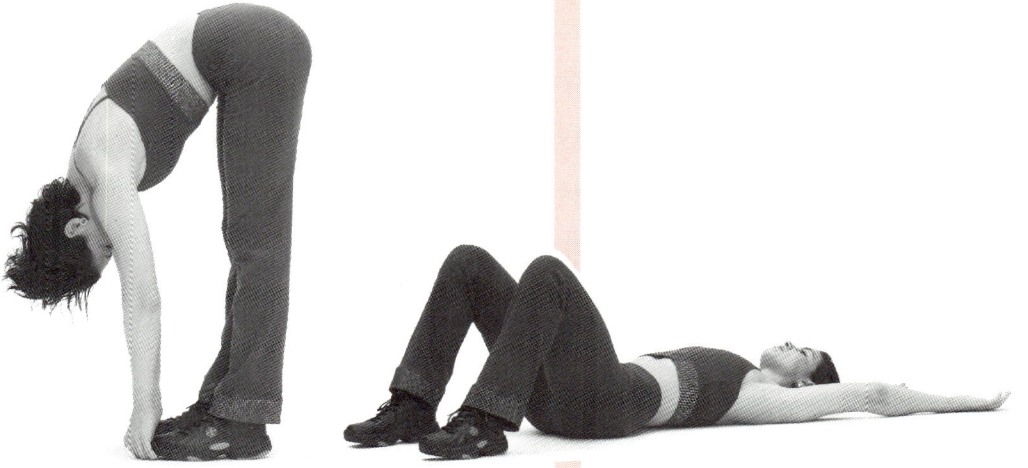

Rumpfbeweglichkeit und Dehnfähigkeit der hinteren Beinmuskulatur

Können Sie bei durchgedrückten Knien den Rumpf möglichst weit nach vorne beugen, sodass die Finger den Boden berühren?

[ ] Ja [ ] Nein

Schulterbeweglichkeit

Können Sie in Rückenlage mit angestellten Beinen Ihre gestreckten Arme neben dem Kopf ablegen, ohne dass Ihre Wirbelsäule den Kontakt zum Boden verliert?

[ ] Ja [ ] Nein

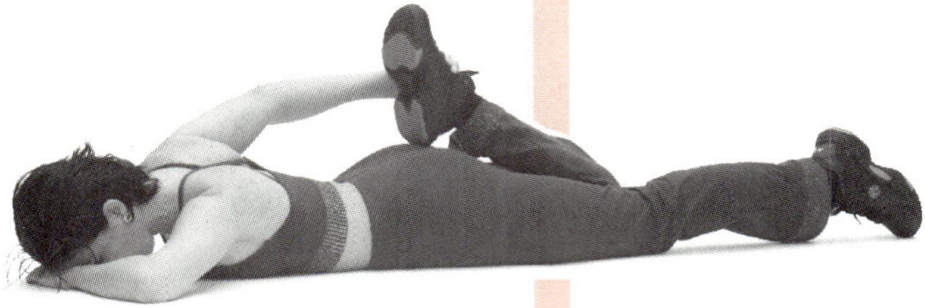

Dehnfähigkeit Hüfte und Oberschenkel

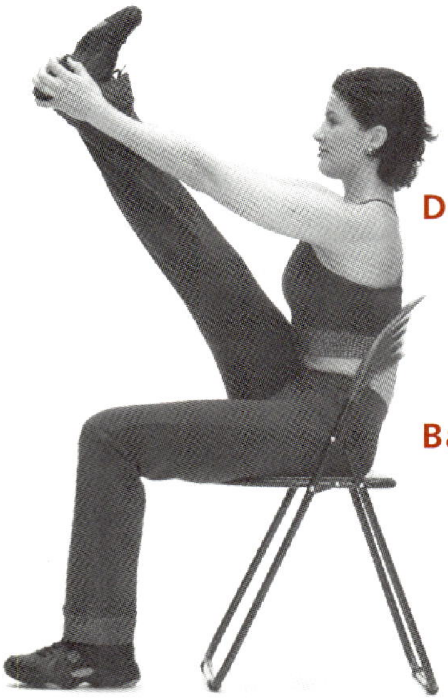

Können Sie in Bauchlage einen Fuß umfassen und ihn zum Gesäß heranziehen, ohne dass Ihr Becken und Ihr Kopf den Boden verlassen?

[ ] Ja [ ] Nein

Dehnfähigkeit hintere Beinmuskulatur

Können Sie im Sitzen einen Fuß umfassen und dann Ihr Bein durchstrecken?

[ ] Ja [ ] Nein

Bauchmuskulatur

Können Sie in Rückenlage mit angestellten Beinen Ihren Oberkörper ohne Schwung aufrichten?

[ ] Ja [ ] Nein

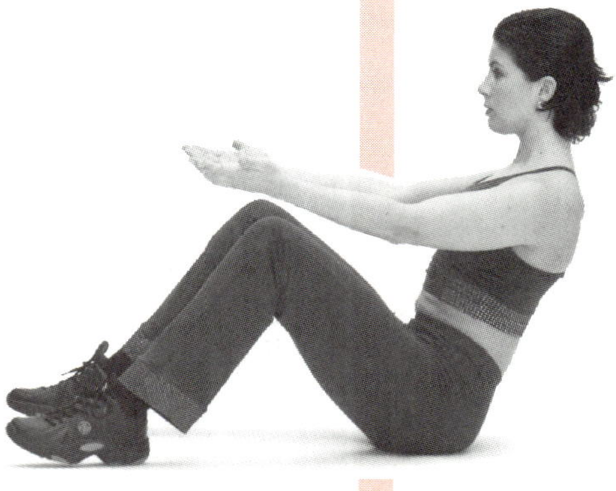

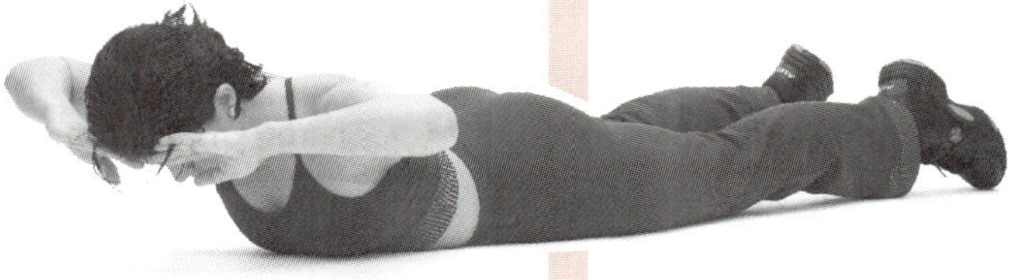

Rückenmuskulatur

Können Sie in Bauchlage Ihren Oberkörper für 10 Sekunden anheben?

[ ] Ja [ ] Nein

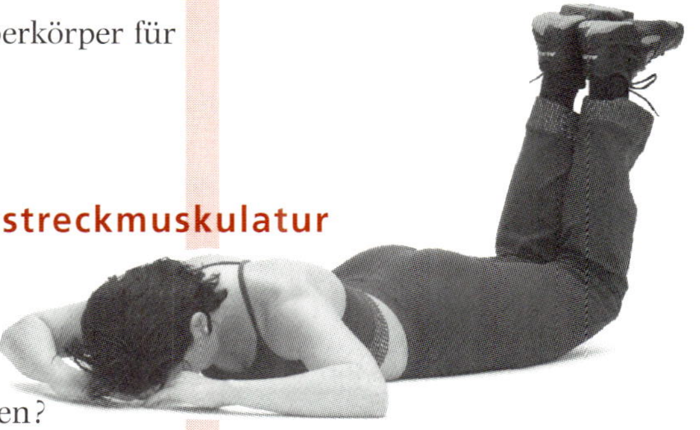

Hüftstreckmuskulatur

Können Sie in Bauchlage die angewinkelten Unterschenkel nach oben schieben, sodass die Knie für 10 Sekunden den Boden verlassen?

[ ] Ja [ ] Nein

Schultermuskulatur

Können Sie Ihren Körper mit den Ellenbogen für 10 Sekunden von der Wand wegdrücken? Die Füße stehen 40 cm von der Wand entfernt, die Oberarme befinden sich auf Schulterhöhe.

[ ] Ja [ ] Nein

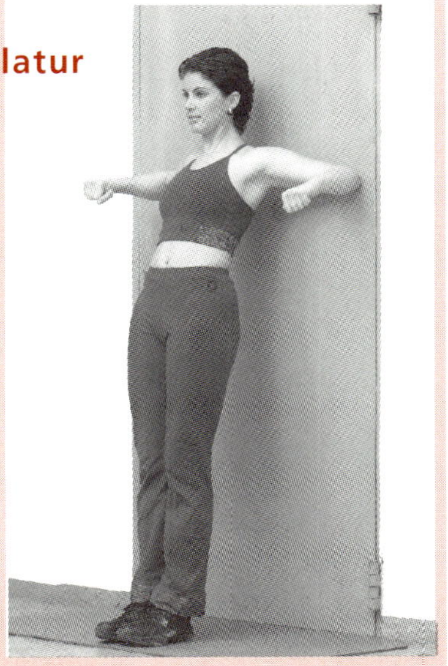

AUSDAUER-TESTS

Wenn Sie die einzelnen Fitnessbereiche selbst etwas genauer überprüfen wollen, bieten sich dazu die nachfolgenden Tests an.

Die Messung der Pulsfrequenz ist das gebräuchlichste und praktikabelste Verfahren zur Bestimmung und Steuerung der Kreislaufbelastung. Versuchen Sie, den Puls an der Speichenarterie zu spüren, indem Sie die Zeige-, Mittel- und Ringfinger auf die Schlagader unterhalb des Daumens (Handgelenk in Verlängerung zum Daumen) legen. Sollten Sie den Puls dort nicht wahrnehmen, so spüren Sie ihn vielleicht an der Halsschlagader neben dem Kehlkopf (seitlich am Hals, direkt unterhalb Ihres Unterkieferknochens).

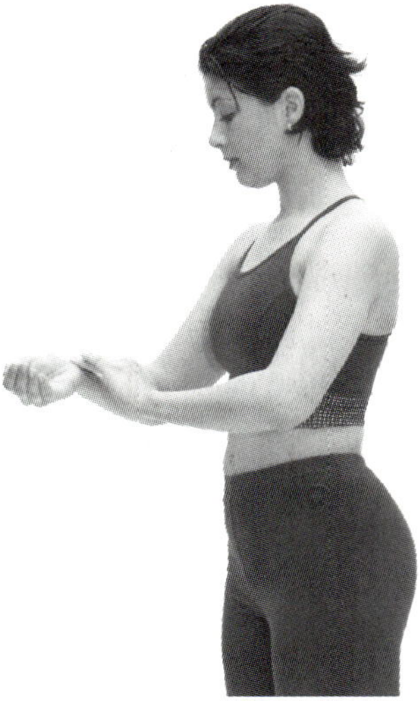

Pulsmessung am Handgelenk (Radialispuls)

Wie hoch ist Ihr Puls in diesem Moment? Nehmen Sie sich eine Uhr mit Sekundenzeiger zur Hand und zählen Sie 15 Sekunden lang die Pulsschläge. Multiplizieren Sie das Ergebnis mit vier – so erhalten Sie die Schläge pro Minute.

Beispiel:
17 Pulsschläge in 15 Sekunden × 4 =
68 Schläge pro Minute

Beobachten Sie, wie sich der Puls bei Bewegung verändert. Gehen Sie dazu 60 Sekunden auf der Stelle. Messen Sie Ihren Puls unmittelbar nach der Belastung (innerhalb der ersten 10 Sekunden), da der Puls am Belastungsende rasch abfällt. Sie sehen, wie sich die Herz- bzw. Pulsfrequenz bei Belastungsveränderungen verhält. Durch den *Belastungspuls*, d. h. den Puls, der während oder direkt nach der Belastung gemessen wird, erhalten Sie Aufschluss über die Intensität der Belastung.

Häufig kommt es bei dieser so genannten palpatorischen Messung durch Verzählen oder eine schlechte Wahrnehmung zur ungenauen Messung der Pulsfrequenz. Optimal ist daher die Benutzung eines automatischen Herzfrequenz-Messgeräts, z. B. eines Brustgurtsystems, das die ermittelten Daten laufend an eine Uhr am Handgelenk überträgt.

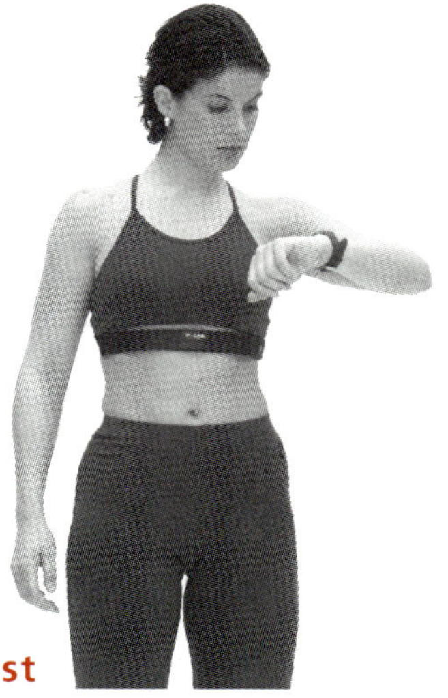

Pulsmessung mit Herzfrequenz-Messgerät

Walking-Test

Gehen Sie auf einer flachen 2-km-Strecke (z. B. 5 Runden auf einer 400-Meter-Laufbahn in einem Stadion), so schnell Sie können. Messen Sie die gegangene Zeit und genau am Ende auch die Höhe Ihres Belastungspulses, am besten mit einer Uhr mit Sekundenzeiger.

Die Tabellen auf den Seiten 26/27 geben Ihnen einen Überblick über Ihre Ausdauerleistungsfähigkeit.

Bewertung der Walking-Zeit für Frauen[3]

Leistung Alter	unterdurch-schnittlich	durch-schnittlich	überdurch-schnittlich
20	> 17:15	17:15–15:45	< 15:45
25	> 17:22	17:22–15:52	< 15:52
30	> 17:30	17:30–16:00	< 16:00
35	> 17:37	17:37–16:07	< 16:07
40	> 17:45	17:45–16:15	< 16:15
45	> 17:52	17:52–16:22	< 16:22
50	> 18:00	18:00–16:30	< 16:30
55	> 18:07	18:07–16:37	< 16:37
60	> 18:15	18:15–16:45	< 1645
65	> 18:30	18:30–17:00	< 17:00
70	> 18:45	18:45–17:15	< 17:15

Sie können aber auch mit dem folgenden Berechnungsschema Ihren *Walking-Index* ermitteln und bewerten.

Bewertung des Walking-Index für Frauen

sehr gut	> 130
gut	111–130
mittel	90–110
schwach	70–89
sehr schwach	< 70

Walking-Index für Frauen

Formel	Beispiel:	Ihre Berechnung:
	Alter: 42 Jahre Gehzeit: 16:20 Minuten Belastungspuls: 135 Schläge pro Minute Body-Mass-Index: 22,5	Alter: ...... Jahre Gehzeit: ...... Minuten Belastungspuls: ...... Schläge pro Minute Body-Mass-Index: ......
Ausgangszahl 305 • Gehzeit (Minuten) × 8,1 • Gehzeit (restliche Sekunden) × 0,14 = • Belastungspuls (Minute) × 0,36 • Body-Mass-Index × 1 + Alter × 0,3	Ausgangszahl 305 • 16 Minuten × 8,1 =129,6 • 20 Sekunden × 0,14 = 2,8 • Belastungspuls × 0,36 = 48,6 • Body-Mass-Index × 1 = 22,5 + Alter × 0,3 = 12,6	Ausgangszahl 305 • Gehzeit (Minuten) × 8,1 = ... • Gehzeit (restliche Sekunden) × 0,14 ...... • Belastungspuls (Minute) × 0,36 ...... • Body-Mass-Index × 1 ...... + Alter × 0,3 ......
= Walking-Index	= Walking-Index 114,1	= Walking-Index ......

Lauf-Test (Cooper-Test)

Der Cooper-Test dient geübten Läuferinnen zur Kontrolle des Trainingszustandes. Auch Sie können den Test zur Bestimmung Ihres Trainingszustandes nutzen. Dazu legen Sie innerhalb von 12 Minuten eine möglichst lange Strecke zurück, am besten auf einer 400-Meter-Bahn, und beurteilen diese anhand der folgenden Tabelle, die für Nichtausdauersportlerinnen ausgelegt ist – die Werte für Ausdauer- bzw. Leistungssportlerinnen liegen weit höher.

Beurteilung der Laufstrecke in Kilometer für Frauen (Nichtausdauersportlerinnen)

	20–29 Jahre	*30–39 Jahre*	*40–49 Jahre*	*50–59 Jahre*	*60–69 Jahre*
sehr gut	2,16–2,32	2,08–2,22	2,00–2,14	1,90–2,08	1,76–1,89
gut	1,97–2,15	1,90–2,07	1,79–1,99	1,70–1,89	1,58–1,75
durchschnittlich	1,79–1,96	1,70–1,89	1,58–1,78	1,50–1,69	1,39–1,57
ausreichend	1,54–1,78	1,50–1,69	1,41–1,57	1,34–1,49	1,25–1,38
mangelhaft	< 1,54	< 1,50	< 1,41	< 1,34	< 1,25

Fitness-Test mit der Polar-Uhr (M-/S-Serie)

Mit einer Polar-Pulsuhr der neuen Generation können Sie Ihren Ausdauer-Fitnesszustand sogar in Ruhe bestimmen. Dazu misst die Uhr die Ruheherzfrequenz und die normale Unregelmäßigkeit des Herzschlags, die so genannte Herzfrequenz-Variabilität. In Kombination mit Ihren persönlichen Daten wie Alter, Körpergröße, Körpergewicht und Aktivitätsniveau errechnet die Uhr Ihren Fitnesszustand («Own

Index»). Dadurch können Sie leicht Ihre Trainingsfortschritte erkennen, aber z. B. auch übermäßige körperliche Ermüdung feststellen.

Im Rahmen eines 10-minütigen Aufwärmprogramms bestimmt die Uhr für ein entsprechendes Ausdauertraining auch Ihren persönlichen Intensitätsbereich («OwnZone»), den Sie sonst nur annäherungsweise durch Tabellen (s. S. 170) oder durch einen aufwendigen apparativen Check ermitteln können.

KRAFTAUSDAUER-TEST [41]

Ihre individuelle Kraftausdauer, d. h. die Widerstandsfähigkeit Ihrer Muskulatur gegen Ermüdung bei langen oder sich häufig wiederholenden Kraftbelastungen, können Sie anhand der maximal möglichen Wiederholungszahl vorgegebener Bewegungen bestimmen. Die Testübungen sind so gewählt, dass sie späteren Trainingsübungen mit Hanteln ähneln.

Führen Sie die folgenden Bewegungen gleichmäßig, in einem eher langsamen Tempo und ohne einen Stopp am Umkehrpunkt durch. Zählen Sie die Wiederholungen. Damit Ihnen die Bewegungen vertraut sind, üben Sie diese vorher einige Male. Stoppen Sie den jeweiligen Versuch, wenn Sie Ausweichbewegungen bei sich bemerken oder die Stellung nicht mehr halten können, ebenso bei starken Schmerzen, Atemnot oder Beklemmungserscheinungen. Die Tabelle auf S. 34 liefert Ihnen altersbezogene Normwerte.

Vordere Rumpfmuskulatur

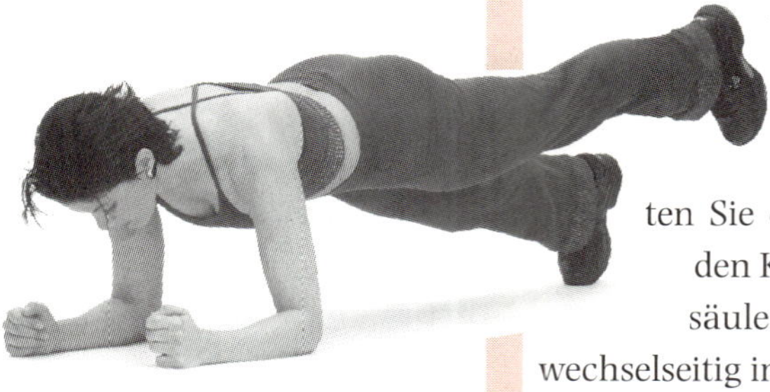

Unterarmstütz: Stützen Sie sich auf den Unterarmen ab (Ellenbogen unterhalb Schultergelenk, Arme parallel, Daumen nach oben). Spannen Sie Ihre Rumpfmuskulatur an und heben Sie den ganzen Körper. Halten Sie dabei Ihren Rücken gerade und den Kopf in Verlängerung der Wirbelsäule (kein Hohlkreuz!). Heben Sie wechselseitig im 1-Sekunden-Rhythmus die Füße bei gestreckten Knien um eine Schuhlänge an.

Bauchmuskulatur

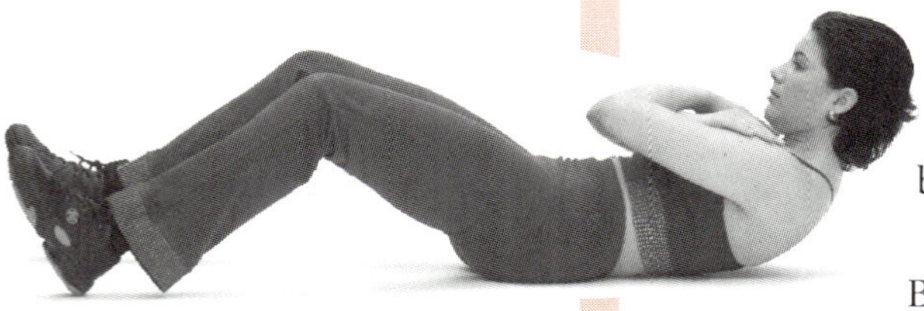

Crunchers: Winkeln Sie in Rückenlage Ihre Beine an und ziehen Sie die Fußspitzen nach oben. Verschränken Sie die Arme vor der Brust, sodass die Hände auf der Schulter liegen. Heben Sie den Oberkörper, bis sich die Schulterblätter vom Boden entfernen. Senken Sie im 2-Sekunden-Rhythmus den Oberkörper, ohne den Kopf abzulegen, und heben Sie ihn wieder.

Rückenmuskulatur

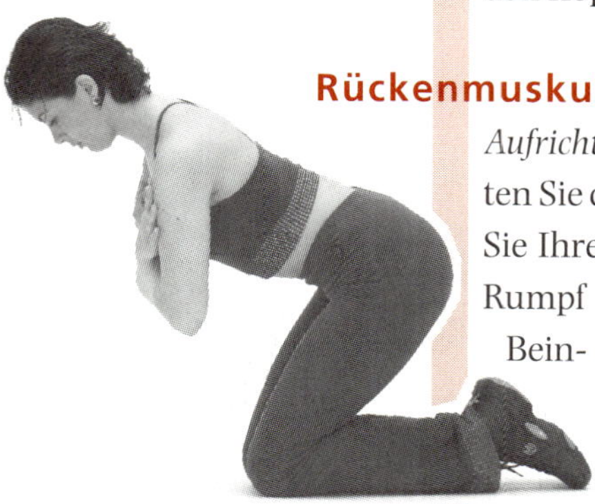

Aufrichten: Setzen Sie sich auf die Knie und halten Sie die Arme vor der Brust gekreuzt. Strecken Sie Ihren Oberkörper und richten Sie dabei den Rumpf im 2-Sekunden-Rhythmus auf, ohne die Bein- und Beckenstellung zu verändern.

Seitliche Rumpfstabilisatoren

Seitstütz: Stützen Sie sich in Seitenlage auf dem Ellenbogen (unterhalb Schultergelenk) auf. Ziehen Sie bei gestreckten Beinen die Zehen heran und heben Sie das Becken an, bis Rumpf und Beine eine Linie bilden. Senken Sie das Becken bis knapp über den Boden und heben Sie es wieder im 2-Sekunden-Rhythmus. Führen Sie den Test beidseitig durch.

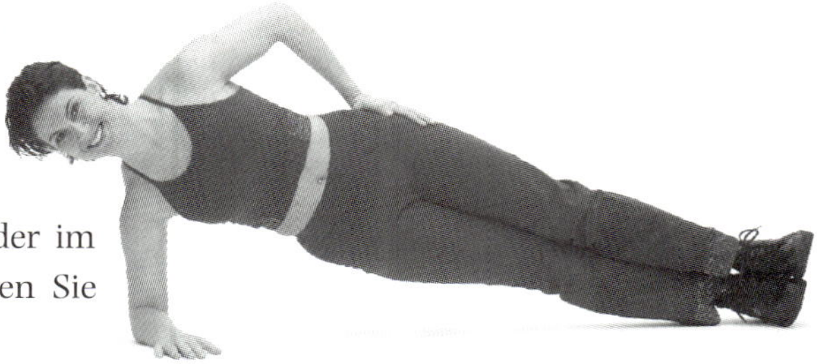

Beinabspreizmuskulatur

Beinabspreizen: Beugen Sie in der Seitenlage zur Stabilisierung das untere Bein rechtwinklig an. Strecken Sie das obere Bein und halten Sie den Fuß waagrecht. Spreizen Sie das gestreckte Bein 30 Grad ab und ziehen Sie es wieder heran (im 2-Sekunden-Rhythmus), ohne den Fuß abzulegen. Führen Sie den Test beidseitig durch.

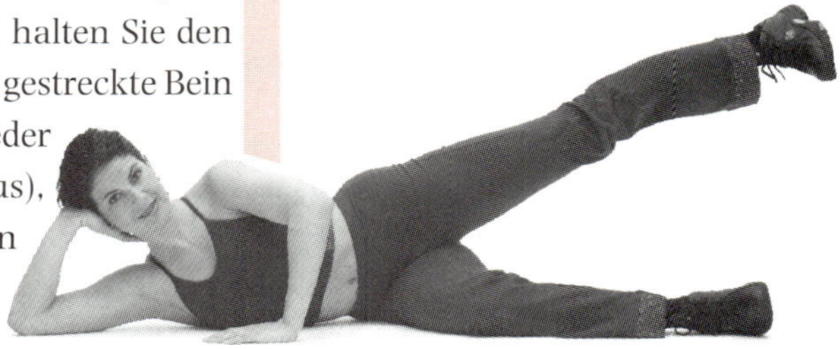

Hüftstreckmuskulatur

Hüftheben: Winkeln Sie in Rückenlage die Beine an. Strecken Sie ein Bein nach vorne, parallel zum Oberschenkel des anderen Beines. Heben Sie im 2-Sekunden-Rhythmus das Becken bis zur Streckung nach oben und senken Sie es wieder bis knapp über den Boden.

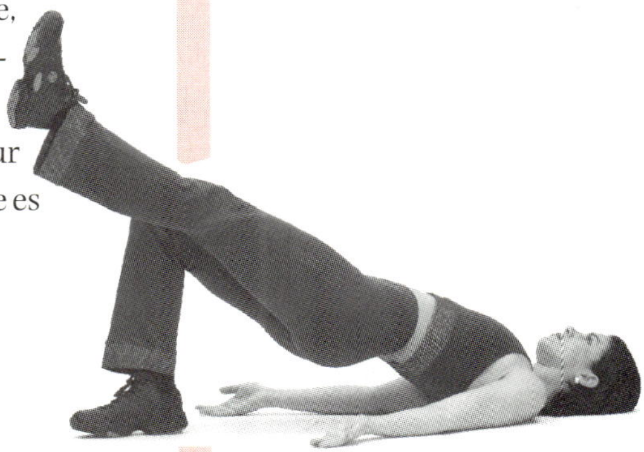

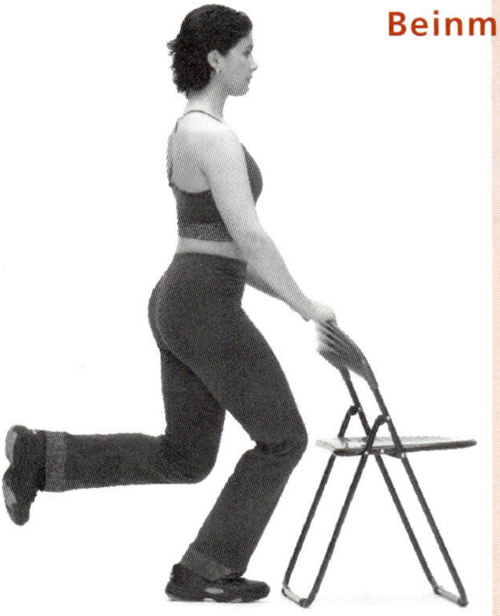

Beinmuskulatur

Kniebeugen: Stützen Sie sich im Einbeinstand an einem Stuhl bzw. an der Wand ab und heben Sie ein Bein leicht an. Beugen Sie im 2-Sekunden-Rhythmus das Standbein bis 60 Grad und strecken Sie es wieder.

Schulterblattmuskulatur

Schulterdrücken: Stehen Sie rücklings eineinhalb Fußlängen von der Wand entfernt. Legen Sie die Oberarme etwa in Schulterhöhe an die Wand und winkeln Sie die Unterarme rechtwinklig an. Drücken Sie im 2-Sekunden-Rhythmus den gestreckten Körper nach vorne (Schulterblätter entfernen sich etwa um 3 cm) und gehen Sie wieder zurück in die Ausgangsstellung, ohne dass die Schulterblätter die Wand berühren.

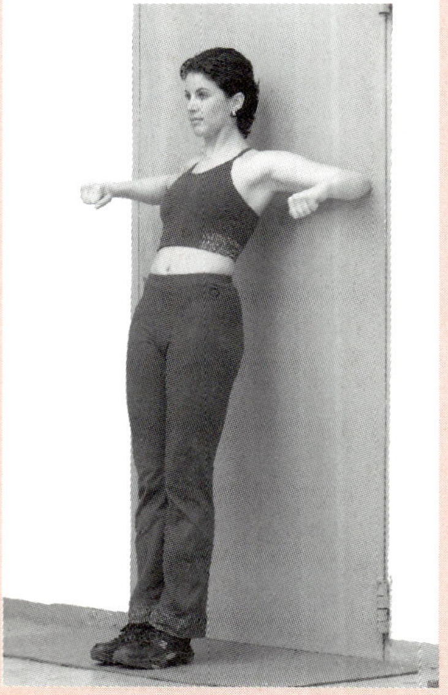

Brust- und Armmuskulatur

Liegestütz: Stützen Sie sich im Vierfüßlerstand schulterbreit ab und drehen Sie die Hände nach innen. Beugen und strecken Sie im 2-Sekunden-Rhythmus die Arme, ohne dabei Bein- und Beckenstellung zu verändern.

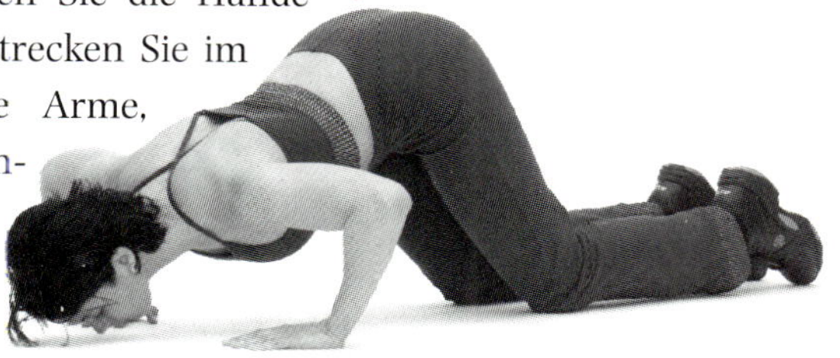

Überprüfen Sie Ihre Ergebnisse anhand der Normwerte für den Kraftausdauertest auf Seite 34. Die Leistungsstufen geben an, wie viel Wiederholungen für eine genügende Kraftausdauer einer gesunden, regelmäßig Sport treibenden 20-, 40- bzw. 60-jährigen Frau erreichbar sein sollten.

Normwerte für die Kraftausdauertests[41]

Testübung	*Normwert Leistungsstufe 20*	*Normwert Leistungsstufe 40*	*Normwert Leistungsstufe 60*
Vordere Rumpfmuskulatur (Unterarmstütz)	> 45 Wdh	> 33 Wdh	> 23 Wdh
Bauchmuskulatur (Crunchers)	> 23 Wdh	> 16 Wdh	> 11 Wdh
Rückenmuskulatur (Aufrichten)	> 29 Wdh	> 23 Wdh	> 15 Wdh
Seitliche Rumpfmuskulatur (Seitstütz)	> 15 Wdh	> 11 Wdh	> 6 Wdh
Beinabspreizmuskulatur (Beinabspreizen)	> 29 Wdh	> 23 Wdh	> 15 Wdh
Hüftstreckmuskulatur (Hüftheben)	> 23 Wdh	> 17 Wdh	> 11 Wdh
Beinmuskulatur (Kniebeugen)	> 45 Wdh	> 33 Wdh	> 22 Wdh
Schulterblattmuskulatur (Schulterdrücken)	> 15 Wdh	> 11 Wdh	> 6 Wdh
Brust- und Armmuskulatur (Liegestütz)	> 22 Wdh	> 16 Wdh	> 11 Wdh

BEWEGLICHKEITS-TEST

Allgemein dienen Beweglichkeits-Tests zur Überprüfung Ihrer Gelenkigkeit (Funktionszustand der Gelenke) und der Dehnfähigkeit der beteiligten Muskulatur. Die folgenden Beweglichkeitstests ergänzen die Testübungen ab Seite 19.

Hüftbeuger (Lendendarmbeinmuskel)

Ziehen Sie in Rückenlage ein Knie ganz zur Brust heran (max. Hüftbeuge). Lassen Sie das andere Bein frei über das Tischende hängen.

Normalbereich: Der Oberschenkel liegt in Verlängerung der Körperlängsachse.

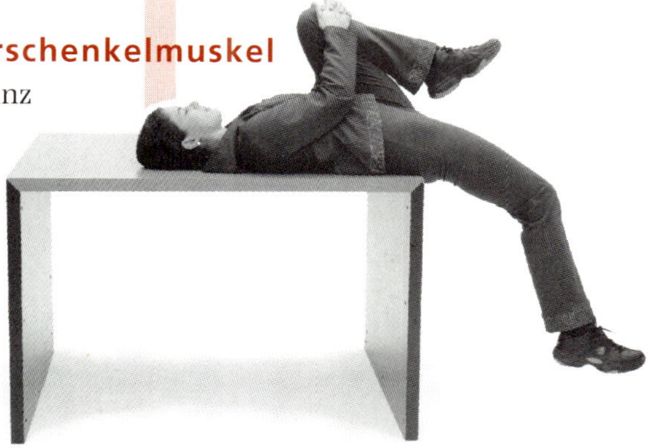

Gerader Oberschenkelmuskel

Ziehen Sie in Rückenlage ein Knie ganz zur Brust heran (max. Hüftbeugung). Lassen Sie das andere Bein frei über das Tischende hängen.

Normalbereich: Der Unterschenkel ist senkrecht, der Winkel zwischen Unterschenkel und Oberschenkel beträgt 90 Grad.

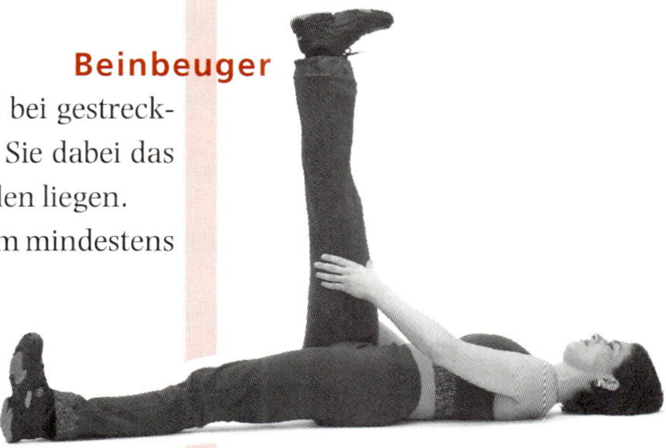

Beinbeuger

Ziehen Sie in Rückenlage ein Bein bei gestrecktem Kniegelenk heran und lassen Sie dabei das andere Bein gestreckt auf dem Boden liegen.

Normalbereich: Das Bein kann um mindestens 80 Grad herangezogen werden.

Wadenmuskulatur

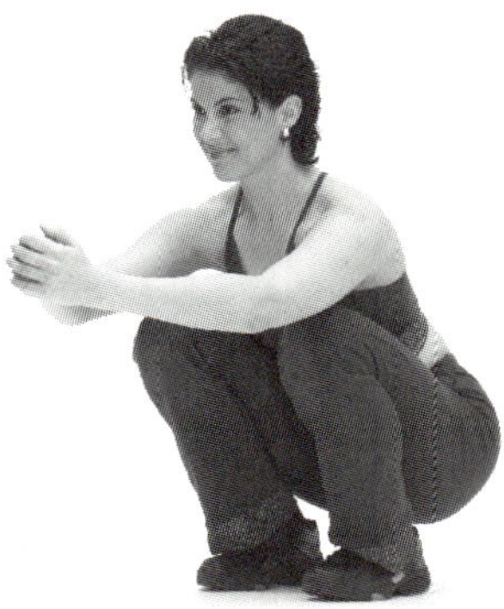

Gehen Sie aus der aufrechten Körperhaltung (Füße hüftbreit und leicht nach außen gedreht) in die tiefe Hocke.

Normalbereich: Die Fußsohlen haben vollen Bodenkontakt.

KOORDINATIONS-TEST

Versuchen Sie, die nachfolgenden Präzisionsaufgaben zu lösen. Für jede gelöste Aufgabe gibt es einen Punkt. Drei Punkte entsprechen einem mittleren Testwert.

Hopserlauf

Führen Sie einen Hopserlauf durch und kreisen Sie dabei Ihre Arme rückwärts.

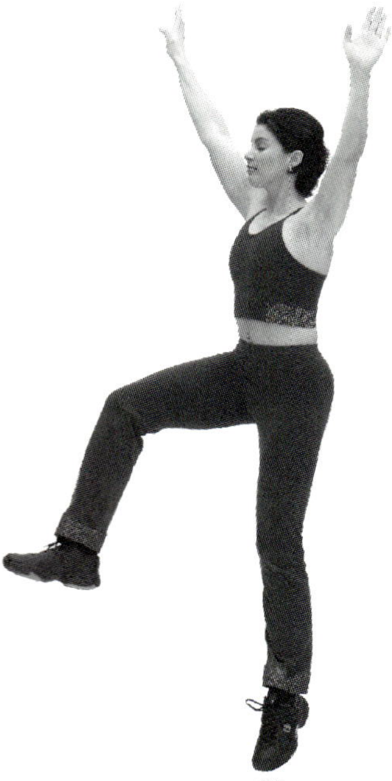

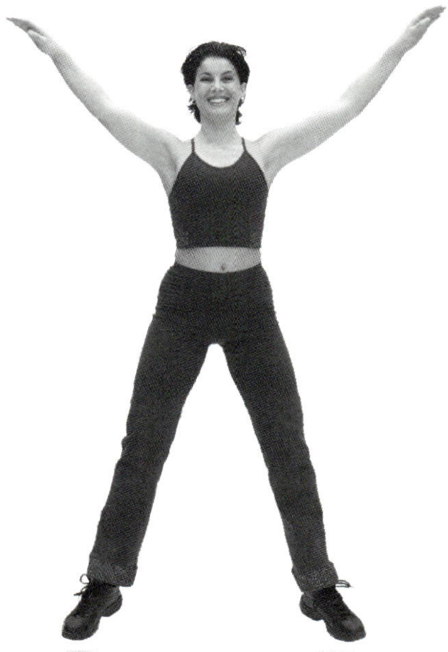

Hampelmann

Führen Sie nacheinander fünf Hampelmann-Sprünge durch. Springen Sie dabei rhythmisch und klatschen Sie im Wechsel bei der Landung die Hände auf die Oberschenkel und beim Abspringen über dem Kopf zusammen.

Kreuzgang

Stützen Sie sich mit den Händen gegen eine Wand. Die Füße sind etwa 50 cm von der Wand entfernt. Gehen Sie nun im Kreuzgang an der Wand entlang: Beginnen Sie mit der rechten Hand nach rechts außen und stellen Sie gleichzeitig den linken Fuß über Kreuz nach rechts. Anschließend lassen Sie die linke Hand folgen – über Kreuz über die rechte Hand – und stellen gleichzeitig den rechten Fuß normal neben den linken Fuß. Die Übung ist gelöst, wenn Sie die Bewegungsfolge fünfmal richtig wiederholt haben.

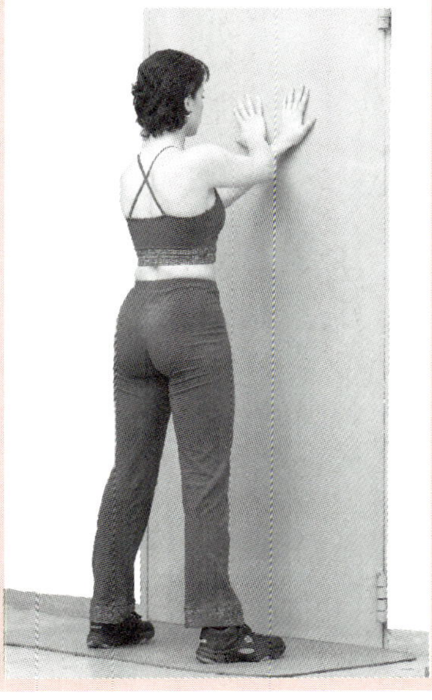

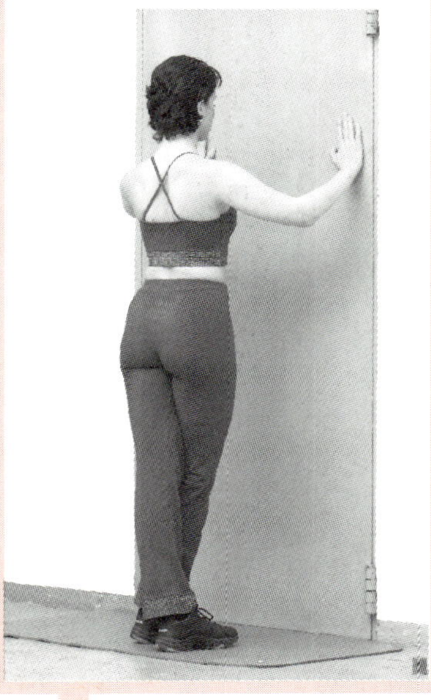

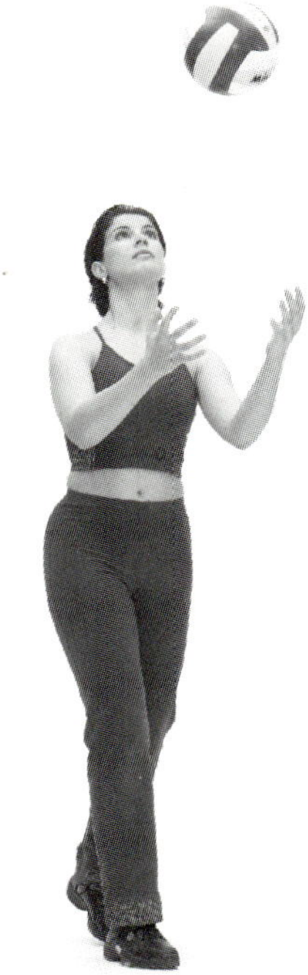

Ball hochwerfen

Werfen Sie im Stand einen Volley- oder Gymnastikball nach oben, führen Sie dabei eine Körperdrehung durch und fangen Sie den Ball wieder auf, ohne dass er den Boden berührt.

Ball umgreifen

Halten Sie im Grätschstand einen Volley- oder Gymnastikball mit einer Hand von vorne und mit der anderen Hand von hinten zwischen den Beinen fest. Lassen Sie den Ball los und greifen Sie so schnell um (die hintere Hand greift nach vorne und die vordere Hand greift nach hinten), dass der Ball nicht auf den Boden fällt. Die Übung ist gelöst, wenn Sie dreimal hintereinander umgreifen können.

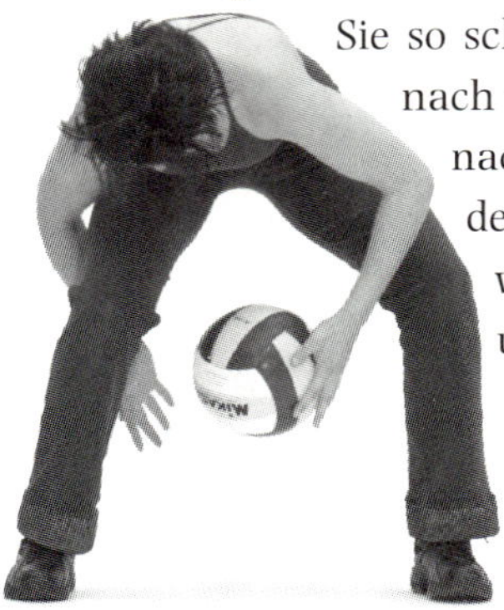

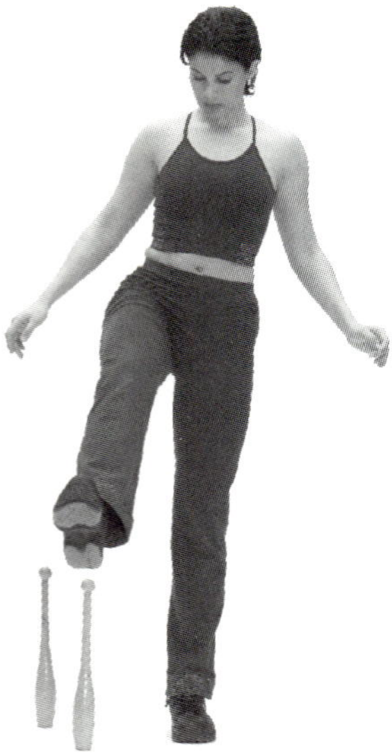

Achterkreisen

Zwei Keulen (Plastikflaschen o. Ä.) stehen im Abstand von 40 cm. Stellen Sie sich seitlich dazu und beschreiben Sie mit einem Bein eine Acht um beide Keulen. Führen Sie einen Versuch mit offenen und einen Versuch mit geschlossenen Augen durch. Die Übung ist gelöst, wenn Sie bei der Bewegung das Gleichgewicht behalten können und keine Keule umfällt.

Effektives Bodyshaping

Beim Bodyshaping geht es um die Erhaltung und Verbesserung der Belastbarkeit und Leistungsfähigkeit. Als Trainingsbeginnerin sollten Sie sich eine Gewöhnungszeit gönnen. Trainieren Sie mit geringerer Intensität und konzentrieren Sie sich auf eine korrekte Übungsausführung. So wird das Zusammenspiel von Muskeln und Nerven verbessert und die Fehlerquote bei der Ausführung der Übungen minimiert. Durch einen langsamen Trainingsstart legen Sie die Grundlagen für ein effektives Training und vermeiden körperliche Überbeanspruchung. Ein starker Muskelkater, der nach dem Training vor allem innerhalb der nächsten zwei Tage zu spüren ist, deutet auf eine körperliche Überlastung hin. Gehen Sie sorgsam mit Ihrem Körper um!

Die richtige Trainingsmethode

Die Auswahl der Trainingsmethode entscheidet über den Erfolg Ihres Bodyshaping-Programms. Eine geeignete Trainingsmethode zeichnet sich durch eine sinnvolle Abstimmung der so genannten Belastungskomponenten, wie z. B. der Intensität und der Wiederholungszahl, aus.

Belastungsintensität	Wiederholungsanzahl	Serienanzahl
Gibt die Höhe der Belastung an, beim Krafttraining in Newton (Kilogramm).	Gibt die Anzahl der Übungswiederholungen pro Serie an.	Gibt die Anzahl der Übungsdurchgänge pro Übung an.
Pausendauer	**Muskelarbeitsweise**	**Übungsanzahl**
Gibt die Dauer der Pausen zwischen den Serien in Sekunden oder Minuten an.	Gibt die Art der Muskelarbeit (statisch, konzentrisch, exzentrisch) an.	Gibt die Anzahl der Übungen pro Muskelgruppe an.

Belastungskomponenten des Krafttrainings

Beim Bodyshaping steht die Verbesserung der *Kraftausdauer* (Kraftausdauermethode) im Mittelpunkt. Ihr Körper wird durch eine leistungsfähige, ausdauernde Muskulatur gestrafft. Dem *Muskelaufbau* (Hypertrophiemethode) kommt eine untergeordnete Bedeutung zu, da es sich hier nicht um Bodybuildingtraining handelt. Erst im zweiten Schritt kann an bestimmten Körperpartien gezielt Muskulatur aufgebaut werden, ohne dass dabei große Muskelpakete entwickelt werden.

Die *Belastungsintensität* bei den einzelnen Übungen legen Sie durch Ausprobieren fest. Sie sollten dabei eine Gewichtsbelastung finden, bei der Sie im Kraftausdauertraining eine *Wiederholungsanzahl* von 15–30, im Muskelaufbautraining von 8–15 Wiederholungen ausführen können. Als Trainingseinsteigerin genügt Ihnen beim Kraftausdauertraining eine *Serienanzahl* von 2–3, beim Muskelaufbautraining von 1–2 pro Übung. Dabei ist es nicht erforderlich, dass Sie in den einzelnen Serien bis zur völligen Muskelermüdung trainieren. Der Körper darf sich nach dem Training müde anfühlen, aber nicht erschöpft. Das hat zudem den Vorteil, dass die Belastung für das Herz-Kreislauf-System durch mögliche Pressatmung sowie die Belastung für Sehnen, Bänder und Gelenke deutlich verringert ist.[1] Die Pausendauer zwischen den Serien wählen Sie nach eigenem Empfinden zwischen 30–120 Sekunden, wobei die Pausenzeit mit zunehmender Intensität länger werden sollte.

Trainingsziel	Verbesserung der Kraftausdauer	Aufbau von Muskelmasse
Intensität	**etwa 30–60% der Maximalkraft**	**etwa 60–80% der Maximalkraft**
Wiederholungszahl pro Serie (Satz) und Dauer bei dynamischen Übungen	15- bis 20-mal und mehr, Dauer ca. 30–60 Sek.	8- bis 15-mal, Dauer ca. 20–30 Sek.
Sätze	Anfänger: 2–3, Fortgeschrittene: 3–6	Anfänger: 1–2, Fortgeschrittene: 3–6
Pausenlänge	0,5 bis 3 Minuten (nach subjektivem Empfinden)	1 bis 5 Minuten (nach subjektivem Empfinden)
Trainingshäufigkeit	mindestens 2 pro Woche	mindestens 1 pro Woche
Trainingseffekte	• Verbesserung der Kraftausdauer • Muskelaufbau/ Zunahme der Körpermasse (geringer) • Körperformung • Fettabbau (stärker)	• Verbesserung der Maximalkraft • Verbesserung der Kraftausdauer • Muskelaufbau/Zunahme der Körpermasse (stärker) • Körperformung • Fettabbau (geringer)

Belastungsdosierung im gesundheitsorientierten Fitness-Krafttraining im Überblick

Unter dem Motto «Weniger ist mehr» spricht man auch von dem so genannten sanften Krafttraining[6], das gegenüber einem intensiven bzw. maximalen Krafttraining für Trainingsbeginner nicht nur den gleichen Trainingseffekt bringt, sondern auch viele Vorteile aufweist. Gerade nach einem anstrengenden Tag würden Sie Ihren Körper mit hoch intensiven Trainingsleistungen weiterem Stress aussetzen. Mit wohl dosiertem Training im mittleren Intensitätsbereich ermöglichen Sie sich demgegenüber eine schnellere Regeneration sowohl im körperlichen als auch im psychisch-mentalen Bereich. Weitere Vorteile eines sanften Krafttrainings sind die Schonung des Bewegungsapparates und die Stärkung des Immunsystems.

Allgemeine Trainingsprinzipien

Die Berücksichtigung der folgenden Trainingsprinzipien wird Ihnen auf dem Weg zu Ihrem ganz persönlichen Ziel helfen:

- Passen Sie die Belastung und die Pausen im Training Ihrem momentanen Leistungsstand an. Sind die *Trainingsreize* mittel bis stark, kommt es zur körperlichen Anpassung. Zu starke Reize überfordern, zu schwache Reize haben keine Wirkung. Erzwingen Sie keine Höchstleistungen, wenn Sie sich nicht wohl fühlen. Ein moderates, dem körperlichen Zustand angepasstes Training bringt den größten Effekt!
- Mit zunehmender Fitness und Leistungsfähigkeit sollten Sie allmählich die *Belastung steigern*, denn ein gleichförmiges Training über längere Zeit sichert zwar den Erhalt,

führt jedoch nicht zur Verbesserung der Leistungsfähigkeit.

- Orientieren Sie sich bei der *Trainingsgestaltung* an Ihren persönlichen Zielen! Umfangreiche Belastungen mit höheren Wiederholungszahlen und mittlerem Gewicht schulen eher die Kraftausdauer, intensive Belastungen mit weniger Wiederholungen und hohem Gewicht eher die Kraft.
- Variieren Sie ab und zu die *Trainingsbelastungen*, um Einseitigkeit und Gleichförmigkeit vorzubeugen. Bei regelmäßigem Training sollten Sie alle 4 – 6 Wochen Ihren Trainingsplan ändern. Erhöhen Sie die *Trainingshäufigkeit*, steigern Sie die *Satz-* und *Wiederholungszahl*, verkürzen Sie die Pausen oder variieren Sie das *Bewegungstempo*, bevor Sie die *Trainingsintensität* verändern. Oft wird allein durch eine neue Übungszusammenstellung ein neuer Trainingsreiz gesetzt und ein Trainingsfortschritt erreicht.
- «Wie gewonnen, so zerronnen» – trainieren Sie sich *regelmäßig* und *kontinuierlich*. In den ersten drei Trainingsmonaten sind zwei Trainingseinheiten pro Woche optimal. Sollten Sie mit dem erreichten Leistungsniveau zufrieden sein, ist nach drei Monaten eine Trainingseinheit pro Woche zum Erhalt des Leistungsniveaus ausreichend.
- Erst in der *Erholungsphase*, wenn sich die Muskulatur regeneriert, gewinnt sie zusätzlich an Kraft. Achten Sie auf eine optimale Relation von Belastung und Erholung – gönnen Sie Ihrem Körper Ruhepausen!

Je nach Dauer und Intensität des Trainings sowie nach individuellem körperlichem Empfinden variiert die notwendige Regenerationszeit. So benötigt eine Trainingsbeginnerin durchschnittlich 2 – 3 Tage und eine Fortgeschrittene 1 – 2 Tage Trainingspause. Im Verlauf der ersten zwei bis drei Trainingsmonate wird sich Ihr Gespür für Ihren persönlichen Pausenbedarf verbessern. Wenn Sie auch an den trainingsfreien Tagen Lust auf Bewegung haben, nutzen Sie die Zeit zum leichten Ausdauertraining (Walking, Jogging, Inline-Skating, Biking, Schwimmen etc.) und Dehnen.

- Zum Einstieg in Ihr persönliches Training sollten Sie anhand der in diesem Buch beschriebenen *Tests* (s. S. 15 – 38) Ihre persönlichen Schwächen bzw. Schwachstellen feststellen und sie bei der Zusammenstellung der Übungen besonders berücksichtigen. Das Training der «starken» Körperbereiche darf dabei nicht vernachlässigt werden.

Die angemessene Organisationsform

Um das Bodyshaping-Programm nach Plan durchführen zu können, sollten Sie zunächst die notwendigen äußeren Rahmenbedingungen dafür schaffen. Permanente Störfälle, wie z. B. Telefonanrufe oder Kinder, die Ihrer Aufmerksamkeit bedürfen, können den Erfolg des Trainings gefährden und Ihre Nerven zusätzlich belasten.

Organisatorische Hinweise

Für die Planung Ihres Bodyshaping-Programms sollten Sie folgende organisatorische Hinweise bedenken.

- Legen Sie Ihre *Trainingstermine* für mindestens eine Woche, besser noch für einen Monat fest und sagen Sie sich persönlich diesen Termin nur in wirklichen «Notfällen» ab.
- Suchen Sie sich zu Hause einen geeigneten *Trainingsort*. Er sollte ausreichend Raum bieten, um die Übungen mit vollem Bewegungsradius ausführen zu können. Achten Sie auf eine ausreichende Frischluftzufuhr. Von Vorteil wäre, wenn Sie die Trainingsgeräte an diesem Ort liegen lassen könnten, denn so werden Sie im Laufe der Woche immer wieder an Ihr Training erinnert.
- Stellen Sie während der *Trainingszeit* das Telefon ab, um ungestört trainieren zu können. Wenn Sie Kinder haben, nutzen Sie Zeiten von Schule und Kindergarten oder geben Sie ihnen eine besonders beliebte, interessante Beschäftigung. Nach dem Training gönnen Sie sich und Ihren Kindern eine Belohnung.
- Lassen Sie nach Bedarf während Ihres Trainings *Musik* laufen, um sich durch den Rhythmus zu motivieren.

Ablauf einer Trainingseinheit (Workout)

- Bereiten Sie Ihren Körper für sechs bis acht Minuten durch eine *allgemeine Erwärmung* («Warm-up»), z. B. Aerobic, Walking, lockeres Laufen o. Ä. auf das Training vor. Hiermit regen Sie das Herz-Kreislauf-System und den Stoffwechsel an und fördern die Durchblutung von Muskeln, Sehnen, Bändern und Gelenken. Nur mit einem aufgewärmten Körper können Sie ein optimales Training durchführen und die Verletzungsgefahr gering halten. Anschließend werden die im Training hauptsächlich beanspruchten Gelenke und Muskeln mobilisiert bzw. kurz vorgedehnt (etwa 5 – 10 Sekunden). Übungsbeispiele dazu finden Sie auf den Seiten 158 ff.
- Wenn Sie als Fortgeschrittene mit höheren Gewichten trainieren, führen Sie bei allen von Ihnen ausgewählten Übungen zur *speziellen Erwärmung* einen Vorbereitungssatz von 8 – 15 Wiederholungen mit geringerem Gewicht durch.
- Nach dem Aufwärmen beginnt für Sie das eigentliche Training. Eine Organisationsform im Krafttraining ist das so genannte *Stationstraining*. Hierbei stellt eine Übung mit der zuvor festgelegten Satz- und Wiederholungszahl eine Trainingsstation dar. Dann wechseln Sie zur nächsten Station usw. Der Vorteil des Stationstrainings liegt bei einem hohen Trainingseffekt für jede einzelne Muskelgruppe.
- Eine andere mögliche Trainingsform ist das *Kreistraining*. Hier wird eine Übung nur mit

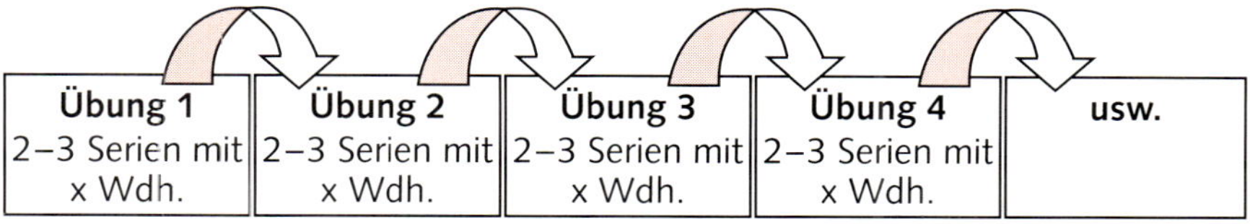

Aufbau eines Stationstrainings

einem Satz trainiert und dann sofort zur nächsten Übung gewechselt. Die notwendigen Belastungspausen werden durch den Übungswechsel gewährleistet. Sind alle im Trainingsplan festgelegten Übungen absolviert, werden je nach Leistungsniveau weitere Durchgänge absolviert. Bei der Zusammenstellung und Reihenfolge der Übungen sollten Sie darauf achten, dass die einzelnen Muskelgruppen abwechselnd trainiert werden, z. B. dass auf eine Oberkörperübung eine Beinmuskelübung folgt. Da die Pausendauer beim Kreistraining kürzer ist, liegt der Vorteil dieser Trainingsmethode im optimalen Verhältnis von Trainingsdauer und Trainingseffekt, d. h., Sie erreichen in kürzerer Zeit eine ausreichende Muskelaktivierung.

- Besonders in den Trainingsphasen kann Ihnen *Musik* helfen, sich von der subjektiv empfundenen Anstrengung abzulenken. Wählen Sie Musikstücke aus, die Sie besonders gerne hören und die Sie in gute Laune versetzen. Dabei kann der Grundrhythmus der Musik als Tempovorgabe für die Ausführung der jeweiligen Übung dienen. Sollte der Rhythmus zu schnell sein, wählen Sie z. B. zwei oder vier Takte auf eine Bewegung.

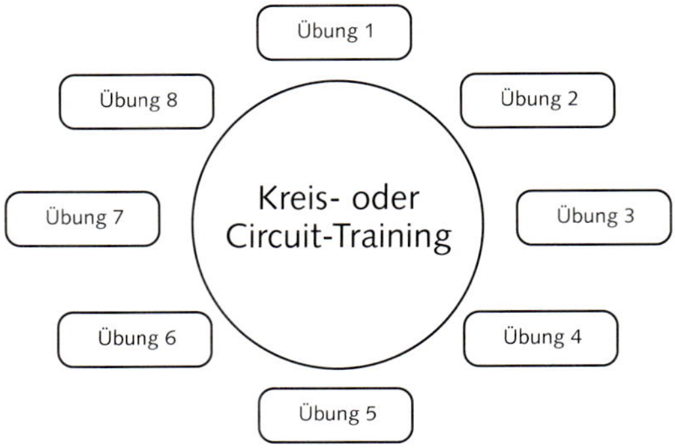

Aufbau eines Kreistrainings

Musik lässt das Training leichter erscheinen und motiviert Sie zum Durchhalten. Probieren Sie es aus!

- Den Abschluss einer Trainingseinheit bildet das so genannte *Abwärmen* («Cool-down»). Ein «Ausradeln oder Auslaufen» bei verminderter Intensität direkt nach der Trainingseinheit verhindert einen Erschöpfungszustand und ermöglicht Ihnen, die vorangegangene körperliche Belastung teilregeneriert zu beenden. Nach etwa 5–10 Minuten sind Ihre Körperfunktionen wieder reguliert, und Sie können zum Dehnen der im Hauptteil beanspruchten Muskulatur übergehen. Das Einlegen von Entspannungsmusik kann diese ruhige Phase des Trainings positiv unterstützen und Ihnen die Möglichkeit bieten, noch ein paar Minuten der Ruhe und Entspannung zu genießen. Dehnübungen für das Abwärmen finden Sie auf den Seiten 158 ff.

Die optimalen Übungen

Für den Erfolg Ihres persönlichen Bodyshaping-Programms spielen die optimale *Auswahl der Übungen*, die *Übungsanzahl* und die *Übungsreihenfolge* eine entscheidende Rolle. Zu Beginn des Trainings sollten Sie mit einfachen Übungen, die Ihnen möglicherweise schon bekannt sind, starten. Hierbei sollten Sie mit geringen oder ohne Zusatzgewichte arbeiten, bis Ihnen die Bewegung geläufig ist. Erst im Verlauf des Trainings wird zu unbekannten, schweren und komplexen Übungen gewechselt, um dem Körper neue Trainingsreize zu geben.

Aufbau des Trainingsprogramms

Die folgenden Punkte sollten Sie bei der Zusammenstellung Ihres Trainingsplans beachten. Hierbei gehen wir zuerst auf ein Trainingsprogramm ein, das sich an den Ablauf einer Workout-Einheit im Aerobic-Bereich anlehnt, und als Zweites gelten die Hinweise für ein klassisches Krafttraining.

- Beginnen Sie das Training mit Ihren «schwächsten» Muskeln oder mit den Muskeln, die für Sie am wichtigsten sind. Um die schwachen Muskeln aufzutrainieren, wählen Sie möglichst *Isolationsübungen* aus, d. h. Übungen, die in erster Linie den beabsichtigten Muskel trainieren, ohne dass viele andere Muskeln unterstützend eingesetzt werden. Beispiele für Isolationsübungen sind der «Kick Back» für die Armstreckmuskulatur (s. S. 120) oder der «Crunch» für die Bauchmuskulatur (s. S. 66).

- Isolationsübungen sollten durch *Komplexübungen*, bei denen ganze Muskelschlingen beansprucht werden, ergänzt und kombiniert werden. Dies ist besonders wichtig, da wir bei unseren Alltagsbewegungen kaum isolierte Beanspruchungen finden, sondern immer mehrere Muskeln zusammenarbeiten müssen.
- Wählen Sie aus dem Übungsprogramm nicht nur Übungen aus, die Ihre «Lieblingsmuskeln» trainieren, sondern achten Sie auf ein *ausgewogenes Training* Ihrer Muskulatur, denn nur so kann ein optimales Zusammenspiel der Muskeln gewährleistet werden. Die Hauptarbeit an einer Bewegung führt der Spieler (Agonist) aus, wobei er von den Mitspielern (Synergisten) unterstützt wird. Die entgegengesetzte Funktion des Spielers führt der Gegenspieler (Antagonist) aus. Sind diese Muskeln optimal aufeinander abgestimmt («intermuskuläre Koordination»), muss bei der Ausführung einer Bewegung weniger Kraft aufgewendet werden.
- Achten Sie bei der *Übungsreihenfolge* darauf, dass Übungen, die viele Muskeln beanspruchen und somit koordinativ sehr anspruchsvoll sind, zuerst ausgeführt werden. Es ist zum Beispiel ungünstig, mit der Isolationsübung «Kick Back» für die Armstreckmuskulatur (s. S. 120) zu beginnen und danach die Komplexübung «Bankdrücken» (s. S. 112) durchzuführen. Durch die Vorermüdung des dreiköpfigen Armmuskels kann das nachfolgende Bankdrücken nicht mehr optimal ausgeführt werden. Um die Übungen flüssig

hintereinander durchzuführen, ist es günstig, nicht zu häufig die Position zu wechseln.

- Führen Sie jede Bewegung mit der *größtmöglichen Bewegungsamplitude* bei einem *gleichmäßigen Bewegungstempo* aus. Überschreiten Sie dabei nicht die natürlichen (funktionellen) Grenzen und arbeiten Sie nicht mit Schwung, da es sonst zu Überlastungsschäden kommen kann.
- Da die muskuläre und psychische Belastung während einer Bodyshaping-Einheit relativ hoch ist, sollte die Trainingseinheit, vor allem für Beginnerinnen, eine maximale *Trainingszeit* von 60 Minuten (mit Erwärmung und Abwärmen) nicht überschreiten. Für ein Training sollten nicht weniger als 6 und nicht mehr als 8 – 12 verschiedene Übungen ausgewählt werden. Bei mehreren Sätzen für eine Muskelgruppe können Sie im Sinne der Abwechslung auch unterschiedliche Übungen auswählen, z. B. könnten Sie beim Training der Bauchmuskulatur die Arm- bzw. Beinposition bei jedem Satz wechseln.
- Um die Trainingszeit zu verkürzen, gibt es beim Stationstraining die Möglichkeit des *Kombinationstrainings*. Hierbei kombinieren Sie zwei Stationen (Übungen), indem Sie in der Pause der ersten Übung mit einer zweiten Übung eine andere Muskelgruppe trainieren, um danach mit dem nächsten Satz der ersten Übung fortzufahren usw. Sie können z. B. nach der Beinkräftigungsübung «Kniebeugen» (s. S. 130) anstelle der normalerweise eingehaltenen Pause die Armbeuge-

übung «Biceps Curls» (s. S. 124) im Stand ausführen. Das bedeutet, dass sich während der Beanspruchung der Arme die Beinmuskulatur ausruhen kann. Diese Vorgehensweise sollten Sie aber erst im Fortgeschrittenenstadium anwenden.

Darauf sollten Sie beim Umgang mit Hanteln achten

Das Training mit freien Gewichten stellt höhere Anforderungen an die *Koordinations-* und *Stabilisationsfähigkeit* des Körpers als vergleichbare Übungen an Krafttrainingsmaschinen. Bei Hantelübungen werden neben den hauptsächlich aktivierten Muskeln auch diejenigen Muskeln beansprucht, welche den Körper stabilisieren und im Gleichgewicht halten. Dies fördert eine allseitige Entwicklung der Kraft unter alltagsnahen Gesichtspunkten. So arbeitet z. B. im Gegensatz zum «Beinpressen» an der Maschine bei der Übung «Kniebeugen» (s. S. 130) nicht nur die Beinmuskulatur, sondern nahezu die gesamte Rumpfmuskulatur. Sind die Übungen für den jeweiligen Trainingszustand allerdings zu komplex, werden diese technisch noch nicht korrekt ausgeführt oder sind die Gewichte zu hoch, entstehen eventuell begleitend Ausweichbewegungen, die zu einer Verletzung oder Überlastung des Bewegungsapparates führen könnten. Um dies zu vermeiden, sind alle Übungen gemäß ihrer Eignung für verschiedene Zielgruppen gekennzeichnet.

Kennzeichnung der Übungen

Beginner	*Fortgeschrittene*	*Trainierte*

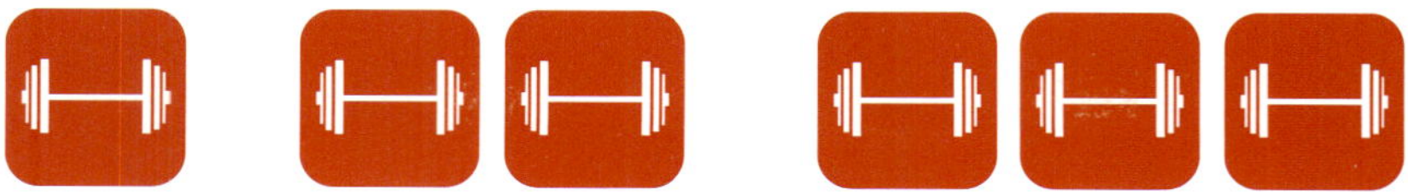

Hantelarten

Für die optimale Auswahl Ihrer Hanteln beachten Sie bitte die folgenden Informationen.

- Für ein Bodyshaping-Training mit Hanteln benötigen Sie als Minimalausstattung lediglich einen Satz *Kurz- bzw. Knochenhanteln*, die es in zahlreichen Variationen gibt. Knochenhanteln haben ein fest fixiertes Gewicht. Es gibt sie in 0,5 - bis 1-Kilogramm-Abstufungen zwischen 1 – 10 Kilogramm Gesamtgewicht. Als Trainingsbeginnerin und für die Mehrzahl der Übungen empfehlen wir Ihnen einen Hantelsatz von 600 Gramm bis maximal 1,5 Kilogramm.
- Zur Ergänzung oder Variation der Übungen bzw. für Fortgeschrittene ist ein *Langhantel- und Kurzhantelset mit variablen Hantelscheiben* zu empfehlen. Achten Sie beim Kauf der Hantelscheiben darauf, dass die Bohrung der Scheiben für beide Hantelarten verwendet werden können. Aus Sicherheitsgründen benötigen Sie zur Fixierung der Hantelscheiben zusätzlich Verschlüsse.
- Die Auswahl des *Hantelgewichts* ist abhängig von Ihrem Trainingszustand und Ihrem Trainingsziel. Sie können mit zunehmender

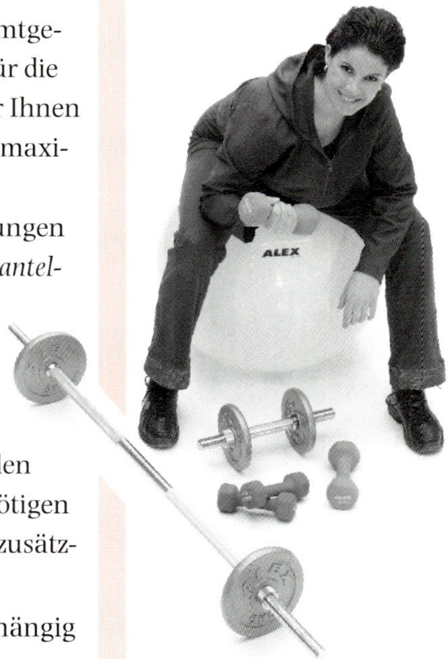

Trainingszeit das Gewicht allmählich steigern und einzelne Muskelgruppen durch unterschiedliche Gewichte spezifischer trainieren (Bein- und Brustmuskulatur – höheres Gewicht, Arm- und Rumpfmuskulatur – mittleres Gewicht).

- Eine Hantelbank mit Ablagemöglichkeit, ein Fitness-Ball oder ein Step ermöglichen hervorragende *Übungsvariationen* bzw. die Erweiterung des Übungsrepertoires.

Ausgangsstellungen

Für eine korrekte Übungsausführung ist die richtige Ausgangsstellung entscheidend. Achten Sie bei den Übungen ganz allgemein auf eine aufrechte Körperhaltung mit einer in physiologischer Stellung stabilisierten Wirbelsäule. Während des Trainings sollten Sie jederzeit in der Lage sein, Rumpf und Wirbelsäule aktiv zu stabilisieren. Viele Übungen können in unterschiedlichen Ausgangsstellungen durchgeführt werden (Beidbeinstand – Einbeinstand, Sitzen auf der Hantelbank oder auf dem Fitness-Ball). Die Intensität wird dabei in der Regel umso größer, je labiler die Position ist. Hinweise zur Bestimmung der Belastungsintensität bzw. des eingesetzten Zusatzgewichts finden Sie auf Seite 40.

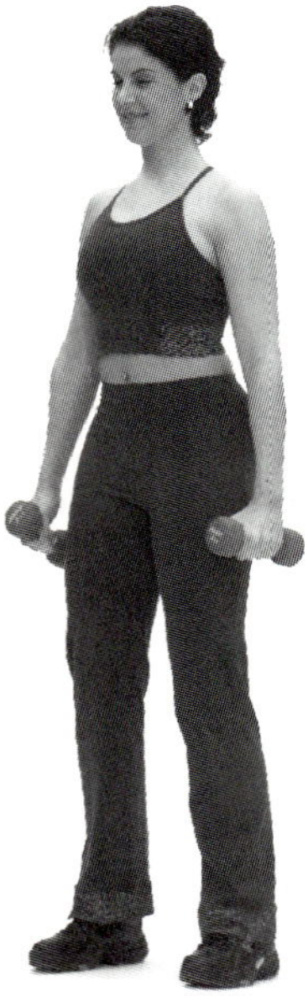

- Bei *Übungen im Stand* stehen die Füße parallel hüft- bis schulterbreit, die Knie sind leicht gebeugt, das Becken ist etwas nach vorne gekippt, der Brustkorb ist angehoben, der Schultergürtel befindet sich in Mittelstellung, das Kinn ist leicht herangezogen und der Blick geradeaus gerichtet. Um in der

Ausgangsstellung zusätzlich Grundspannung aufzubauen und gleichzeitig die Streckmuskulatur zu aktivieren, drücken Sie Ferse, Großzehenballen und Großzehenspitze gegen den Boden. Ziehen Sie Ihr Fußinnengewölbe etwas nach oben, ohne mit den Zehen zu krallen. Die Knie zeigen leicht nach außen. Sie spüren die Spannung bis in den Rumpfbereich. Ziehen Sie die Schulterblätter leicht nach unten und strecken Sie den Hinterkopf nach oben. Bei gleicher Oberkörperhaltung können Sie bestimmte Übungen alternativ auch in einer leichten Schrittstellung durchführen.

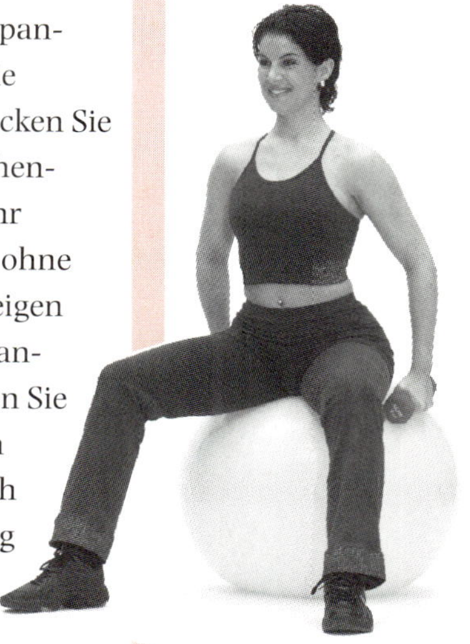

- Für *Übungen im Sitzen* (Fitnessball, Hantelbank, Stuhl) gelten für den Oberkörper vergleichbare Haltungskriterien. Der Winkel zwischen Fußgelenk, Unterschenkel, Oberschenkel und Rumpf beträgt jeweils 90 Grad. Beide Füße haben festen Kontakt zum Boden und stehen in Verlängerung zu den Oberschenkeln (Beinachse).

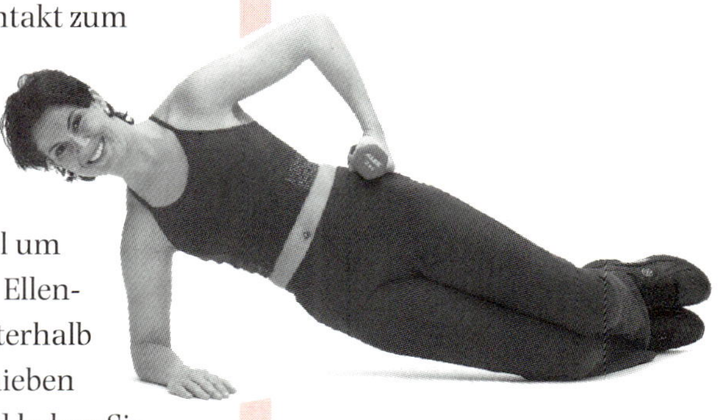

- Im *Seitstütz* winkeln Sie in Seitenlage die Unterschenkel um 90 Grad an und stützen den Ellenbogen des unteren Arms unterhalb des Schultergelenks auf. Schieben Sie die Hüfte nach vorne und heben Sie diese so weit nach oben, dass Rumpf und Oberschenkel eine Linie bilden.
- In der *Bauchlage* halten Sie den Kopf wie bei allen Übungen in Verlängerung der Wirbelsäule, indem Sie den Nacken «lang machen»

(Hinterkopf wegschieben, Blick in Richtung Boden) und die Stirn auf die Hände legen. Den Bauch können Sie mit einem Kissen oder einer Rolle unterlagern.

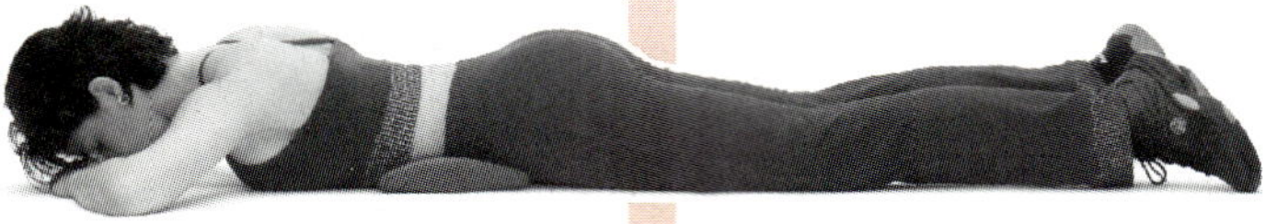

Sicherheitshinweise

Hanteltraining richtig ausgeführt hat im Vergleich zu vielen anderen Sportarten ein relativ geringes Verletzungsrisiko.[33] Trotzdem sollten Sie in Ihrem Training die folgenden Sicherheitshinweise beachten.

- Wenn Sie mit variablen Hantelscheiben trainieren, sollten Sie diese immer mit *Klemm-* oder *Schraubverschlüssen* sichern.
- Falls Sie mehrere Hantelscheiben benutzen, *ordnen* Sie die Scheiben *nach ihrer Größe* von innen nach außen, d. h. große Scheiben innen, kleine Scheiben außen.
- Beide Hantelenden müssen mit den *gleichen* Gewichten bestückt werden.

Griffarten

Abhängig von der Übung und der Zielmuskulatur gibt es unterschiedliche Möglichkeiten, Hanteln zu greifen. Die drei gängigsten Griffarten sind der *Neutral-*, der *Unter-* und der *Obergriff*. Sie können eine Kurzhantel aber nicht nur in der Mitte der Stange fassen, sondern auch an einer Kugel bzw. an den Hantelscheiben (z. B. Überzüge).

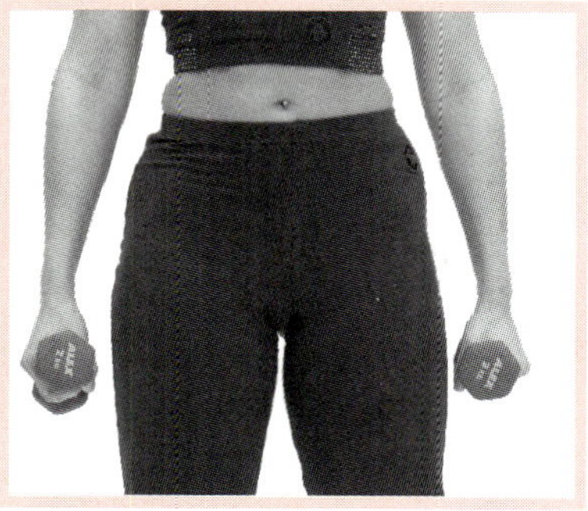

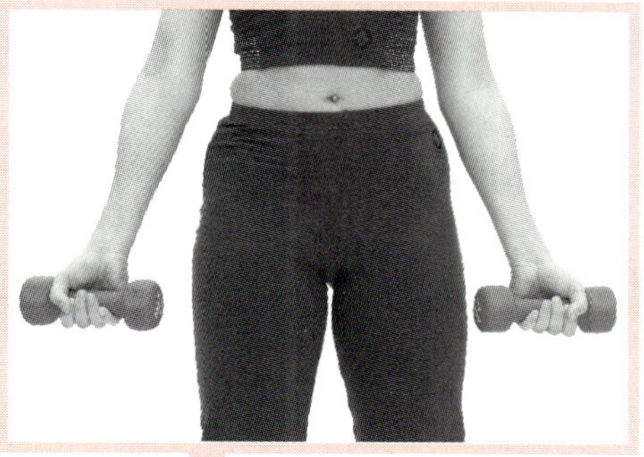

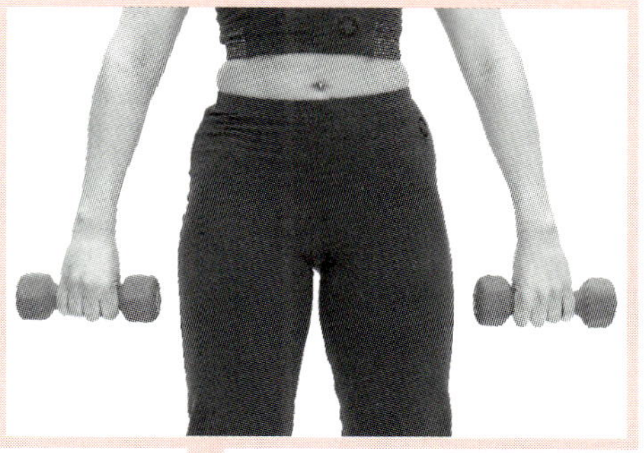

Neutralgriff: Hand in Neutralstellung, Daumen zeigen nach vorne, Handrücken nach außen

Untergriff: Hand in auswärts gedrehter Stellung, Daumen zeigen nach außen, Handrücken nach unten

Obergriff: Hand in einwärts gedrehter Stellung, Daumen zeigen nach innen, Handrücken nach oben

Bei der Mehrzahl der Langhantelübungen fassen Sie die Hantel in einer *neutralen Griffbreite* oder *U-Halte*, wobei in der Endposition der Bewegung die Unterarme zu den Oberarmen einen 90-Grad-Winkel aufweisen. Eine breitere oder engere Griffhaltung bewirkt eine Veränderung der Muskelbelastung. Fassen Sie z. B. die Langhantel bei der Übung «Bankdrücken» (s. S. 112) weiter außen («breiter Griff»), so belasten Sie mehr die Brustmuskulatur, fassen Sie sie weiter innen («enger Griff»), so verlagern Sie die Belastung mehr auf die Trizeps- und Schultermuskulatur.

Bei allen Kurz- und Langhantelübungen halten Sie die Handgelenke während der gesamten Übungsausführung stabil in einer geraden

Verlängerung der Unterarme. Die Finger umschließen fest die Hantelstange, die Daumen sind unter der Stange.

Ausführung der Übungen

- Achten Sie in Anlehnung an die Übungsbeschreibungen und -darstellungen immer auf eine *korrekte Übungsausführung* und *Körperhaltung*. Zur besseren Eigenkontrolle führen Sie die Übungen zu Beginn vor einem Spiegel durch. Das Bewegungsmuster lässt sich zudem leichter erlernen, wenn Sie eine neue Übung einige Male mit geringer Intensität oder ohne Hantel durchführen.
- Um ein *Muskelgleichgewicht* zu gewährleisten, sollten Sie Übungen, die nur für eine Körperseite beschrieben werden, auch zur anderen Seite durchführen.
- Achten Sie während des Trainings auf eine *gleichmäßige Atmung*. Wenn Sie das Gefühl haben, den Atem anzuhalten (Pressatmung), zählen Sie beim Üben leise jede Wiederholung. Idealerweise atmen Sie in der Bewegungsphase der höchsten Kraftanstrengung aus, z. B. beim Hochdrücken des Gewichtes bei der Übung «Bankdrücken» (s. S. 112), und in der entgegengesetzten Bewegungsphase wieder ein, z. B. beim Absenken der Langhantel in Richtung Brust.
- Führen Sie alle Übungen mit *gleichmäßiger Geschwindigkeit* langsam bis zügig durch (im Durchschnitt 3 – 4 Sekunden pro Bewegungszyklus) und wechseln Sie die Bewegungsrichtung am Ende, ohne anzuhalten.

Es sollte Ihnen möglich sein, die Bewegung an jeder beliebigen Stelle zu stoppen.

- Nutzen Sie die volle *Amplitude* der möglichen natürlichen Gelenkbewegung.
- Bei Schmerzen, Kurzatmigkeit, Übelkeit oder starker Ermüdung beenden Sie das Training und besprechen sich ggf. mit Ihrem Arzt.

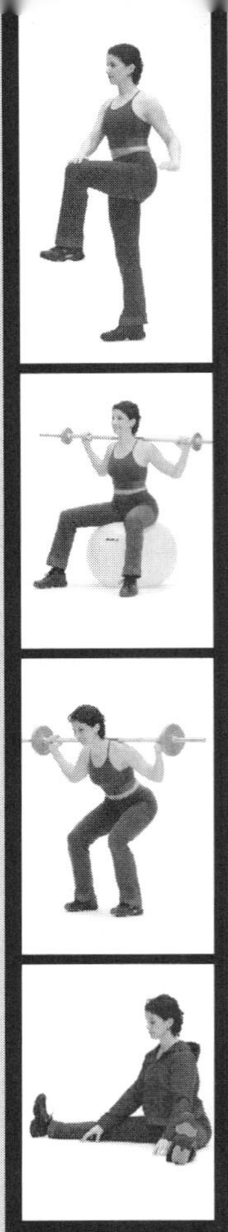

Die Übungen

Aufwärmen

Haben Sie vor dem Hanteltraining bereits ein Ausdauertraining absolviert, sind Sie bereits ausreichend allgemein aufgewärmt. Die nachfolgenden Übungen sind als spezielle Erwärmung für das Training mit Hanteln empfehlenswert.

Handkreisen (AW 1)*

Übungsbeschreibung

1. Kreisen Sie die Hände einwärts und auswärts.
2. Diese Übung können Sie im Stand, im Sitzen oder auch beim Walking ausführen.

Besonders zu beachten

- Führen Sie die Übung in mäßigem Tempo aus.

Besonderer Nutzen dieser Übung

- Da die Handgelenke beim Hanteltraining stark beansprucht werden, sollten sie vorher durch mobilisierende Übungen vorbereitet werden.

* Die Abkürzungen in Klammern erleichtern Ihnen die Zuordnung in den Trainingsprogrammen bzw. Ihrer individuellen Planerstellung.

Schulterkreisen (AW 2)

Übungsbeschreibung

1. Kreisen Sie die Schultern beidseitig und/oder wechselseitig nach hinten.
2. Diese Übung können Sie im Stand, im Sitzen oder auch beim Walking ausführen.

Besonders zu beachten

- Halten Sie sich physiologisch.

Besonderer Nutzen dieser Übung

- Diese Übung dient der Mobilisation der Schultergelenke und beugt möglichen Verspannungen im Nackenbereich vor.

Ellenbogenkreisen (AW 3)

Übungsbeschreibung

1. Legen Sie die Hände auf die Schultern und kreisen Sie die gebeugten Arme beidseitig und/oder wechselseitig nach hinten.
2. Diese Übung können Sie im Stand, im Sitzen oder auch beim Walking ausführen.

Besonders zu beachten

- Halten Sie sich physiologisch.

Besonderer Nutzen dieser Übung

- Diese Übung dient der Mobilisation der Schultergelenke, fördert die Durchblutung und beugt möglichen Verspannungen im Schulter- und Nackenbereich vor.

Armkreisen (AW 4)

Übungsbeschreibung

1. Kreisen Sie die langen Arme wechselseitig nach hinten.
2. Diese Übung können Sie im Stand, im Sitzen oder auch beim Walking ausführen.

Besonders zu beachten

- Halten Sie den Rücken in physiologischer Stellung.
- Führen Sie die Bewegung ohne Schwung aus!
- Halten Sie während des Armkreisens die Schultern unten.

Besonderer Nutzen dieser Übung

- Diese Übung dient der Mobilisation der Schultergelenke und ermöglicht einen vergrößerten Bewegungsradius bei den späteren Übungen.

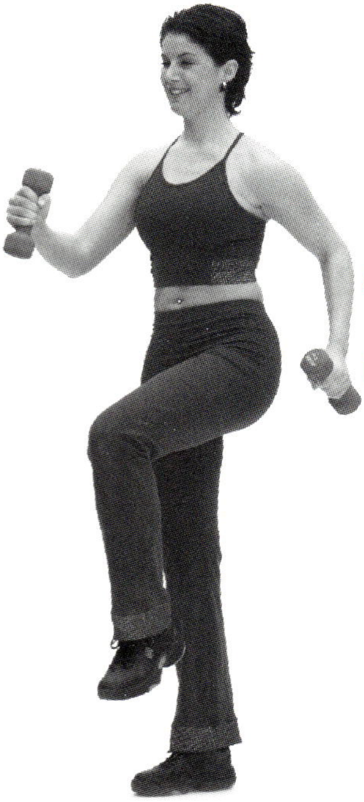

Gehen/Walking (AW 5)

Übungsbeschreibung

1. Gehen Sie am Platz oder in der freien Natur.
2. Führen Sie dabei die Arme im 90-Grad-Winkel neben dem Körper kraftvoll mit.
3. Diese Übung können Sie auch mit einem Step ausführen, indem Sie auf- und absteigen.

Besonders zu beachten

- Halten Sie den Rücken in physiologischer Stellung.
- Führen Sie die Bewegung ohne Schwung aus!
- Halten Sie die Schultern entspannt.
- Beim Üben mit dem Step setzen Sie den ganzen Fuß auf die Plattform.

Besonderer Nutzen dieser Übung

- Diese Übung steigert die Herz-Kreislauf-Tätigkeit und bereitet den ganzen Körper optimal auf das folgende Training vor.

Bauch- und Rückenmuskulatur (Rumpfmuskulatur)

Crunchers Bodenlage (BM 1)

Übungsbeschreibung

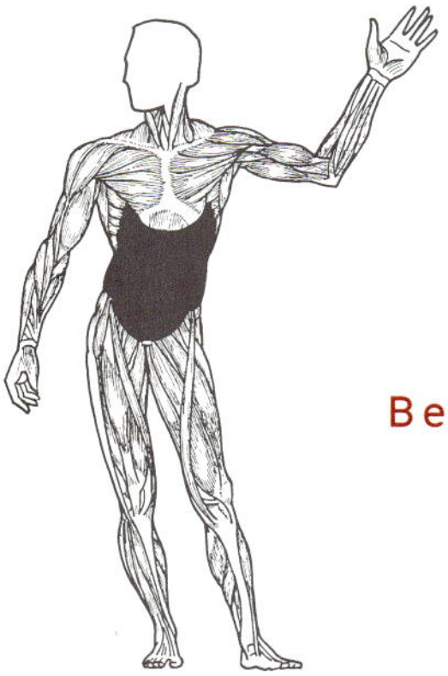

- Legen Sie sich in die Rückenlage und beugen Sie die Beine.
- Halten Sie beide Hanteln in Höhe der Brust mit gekreuzten Armen vor dem Körper.
- Ziehen Sie Ihre Zehen heran und drücken Sie die Fersen in den Boden.
- Heben Sie den Kopf und die Schultern und rollen Sie den Oberkörper auf.

Besonders zu beachten

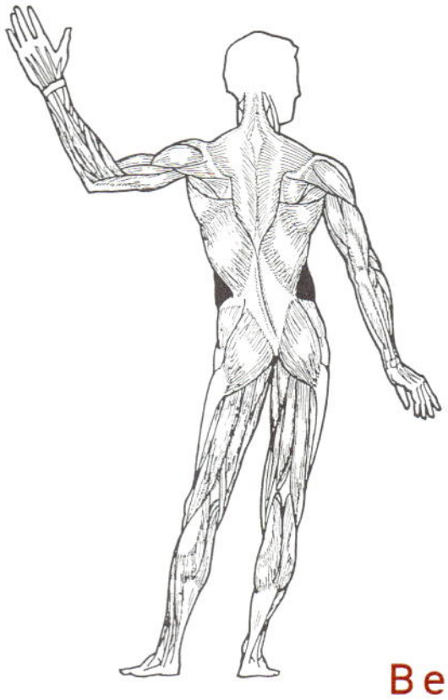

- Unterlagern Sie ggf. die Lendenwirbelsäule mit einem Lendenkissen.
- Die Lendenwirbelsäule sollte immer Kontakt zum Kissen oder Boden behalten.
- Durch Ausatmung bei der Anspannung entlasten Sie den Beckenbodenbereich.
- Wenn Sie Schwierigkeiten haben, den Kopf die ganze Zeit aktiv zu heben, dann unterstützen Sie ihn mit einer Hand.
- Wenn Sie bei der Übungsausführung Beschwerden im unteren Rückenbereich verspüren, dehnen Sie zuvor die untere Rückenmuskulatur oder führen Sie alternativ die Übung BM 4 (s. S. 72 f.) aus.

Besonderer Nutzen dieser Übung

- Sie trainieren mit dieser Übung einfach und effektiv Ihre Bauchmuskulatur, die ein wesentlicher Stabilisator des Rumpfes ist.

Trainierte Muskulatur

++ Gerade Bauchmuskulatur

++ Schräge Bauchmuskulatur

Zielgruppe

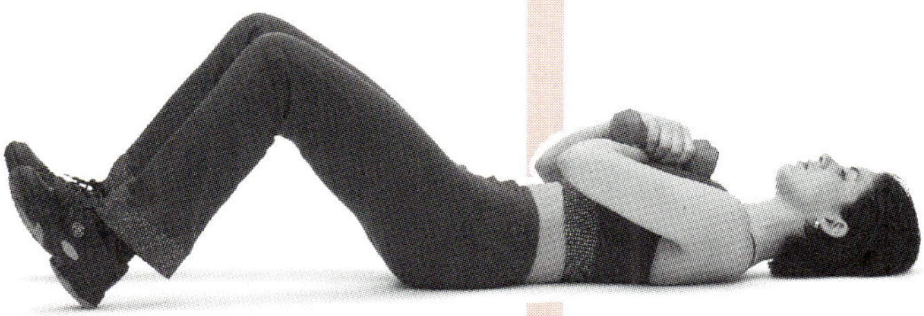

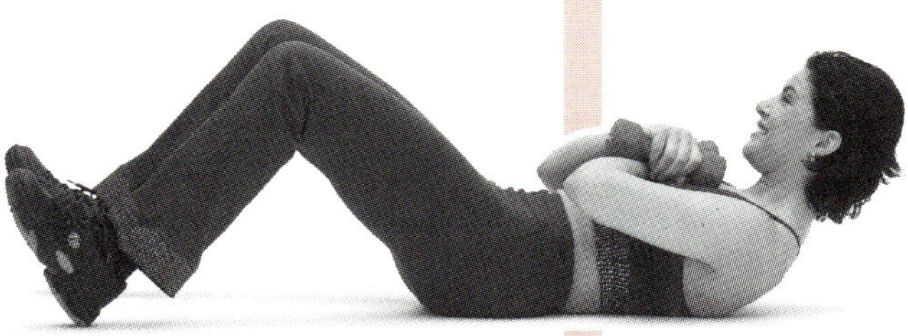

Cunchers Fitball langer Hebel (BM 2)

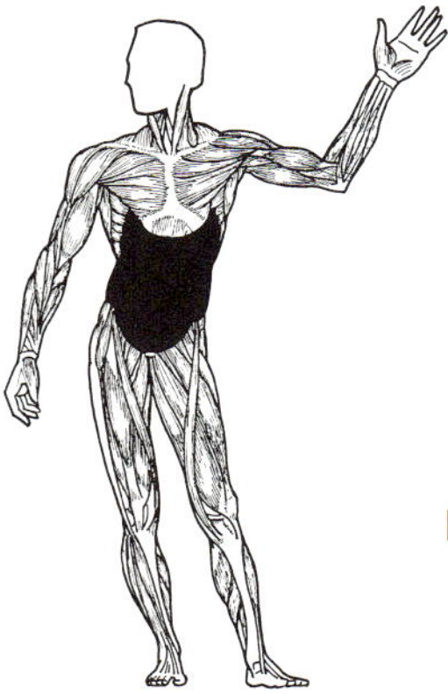

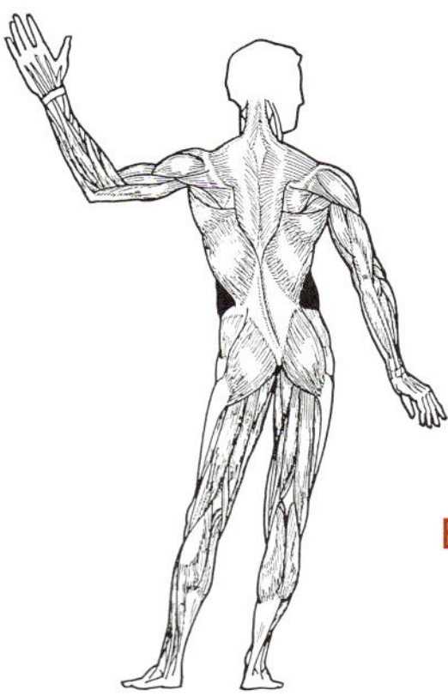

Übungsbeschreibung

1. Legen Sie sich in die Rückenlage auf einen Fitball.
2. Halten Sie eine Hantel mit beiden Händen hinter Ihrem Kopf.
3. Heben Sie den Kopf und die Schultern und damit Ihren Oberkörper. Schieben Sie Ihr Brustbein in Richtung Decke.

Besonders zu beachten

- Legen Sie den Ball ggf. auf eine Matte – so liegt er stabiler.
- Achten Sie darauf, dass Ihr Kopf in Verlängerung der Wirbelsäule bleibt (Nacken lang).
- Halten Sie die Ellenbogen außen.
- Im Vergleich zur Vorübung verändern sich sowohl der Armhebel als auch die Ausgangsstellung.
- Sie können die Übung auch ohne Ball auf dem Boden ausführen.

Besonderer Nutzen dieser Übung

- Sie trainieren die Bauchmuskulatur sehr effektiv aus einer leichten Vordehnung.

Trainierte Muskulatur

++ Gerade Bauchmuskulatur
++ Schräge Bauchmuskulatur

Zielgruppe

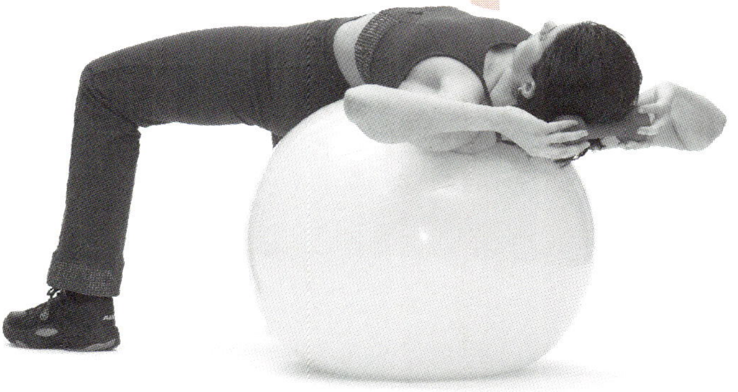

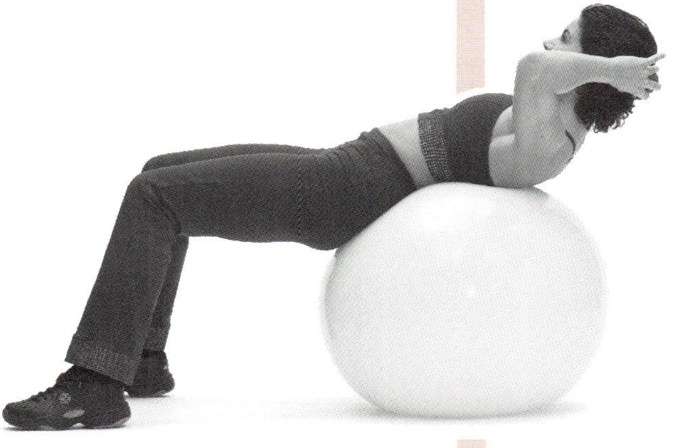

Crunchers wechselseitig (BM 3)

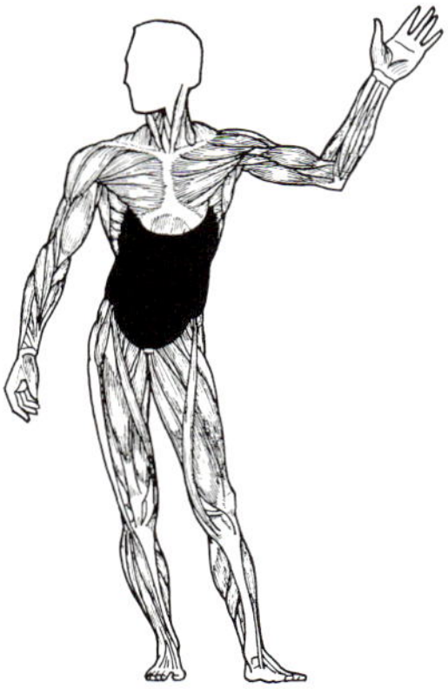

Übungsbeschreibung

1. Legen Sie sich in Rückenlage auf den Boden. Heben und überkreuzen Sie die Beine und drücken Sie die Fußaußenseiten gegeneinander.
2. Halten Sie einen Arm angewinkelt am Boden und den anderen Arm nach oben.
3. Führen Sie abwechselnd die Hantel Richtung Decke und wieder zurück in die Ausgangsstellung.
4. Schieben Sie abwechselnd die Hantel nach vorne oben und wieder zurück.

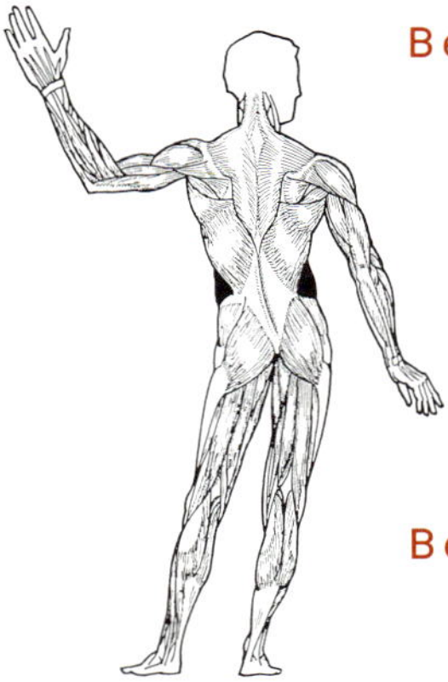

Besonders zu beachten

- In der Ausgangsstellung sind eine Schulter und der Kopf immer leicht angehoben.
- Unterlagern Sie ggf. die Lendenwirbelsäule mit einem Lendenkissen.
- Sie können die Übung leichter gestalten, indem Sie die Beine aufstellen.

Besonderer Nutzen dieser Übung

- Sie trainieren mit dieser Übung einfach und effektiv die gerade und die schräge Bauchmuskulatur.

Trainierte Muskulatur

++ Gerade Bauchmuskulatur
++ Schräge Bauchmuskulatur
+ Sägemuskel

Zielgruppe

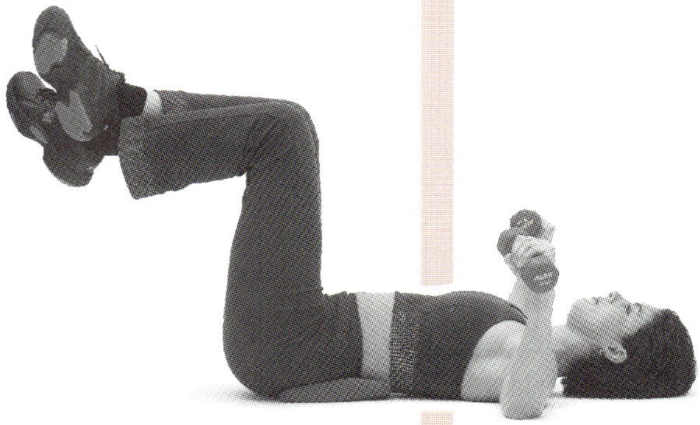

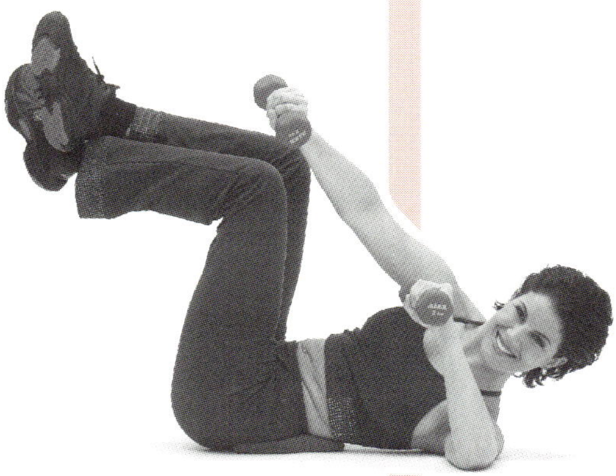

Beinheranziehen (BM 4)

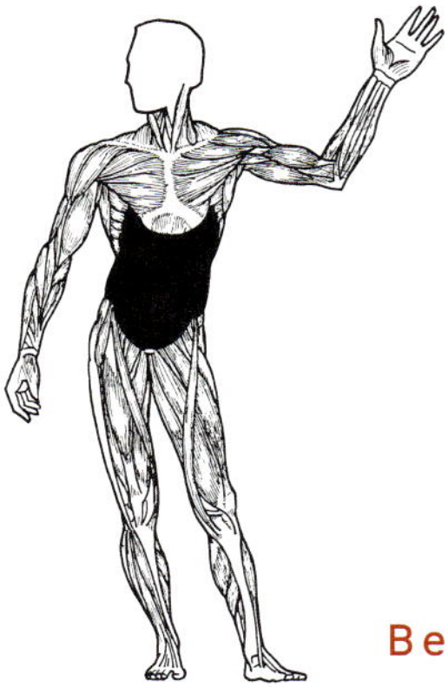

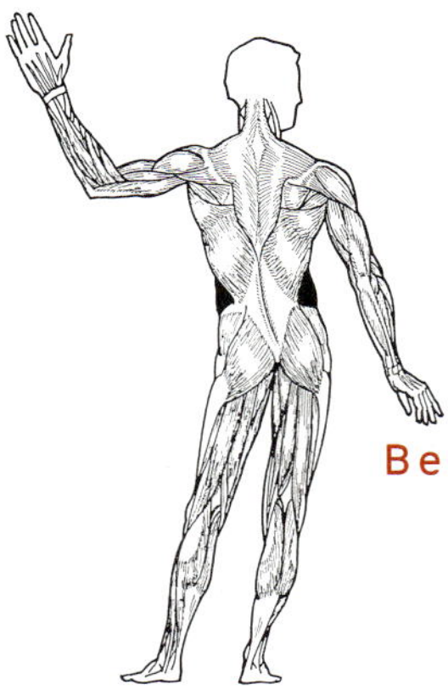

Übungsbeschreibung

1. Heben Sie in der Rückenlage beide Beine an und klemmen Sie eine Hantel dazwischen.
2. Drücken Sie die Handrücken leicht in die Unterlage.
3. Führen Sie die Beine in Richtung Brust heran und bewegen Sie die Beine wieder in die senkrechte Stellung zurück.
4. Zur Variation führen Sie die Beine aus der senkrechten Position abwechselnd nach rechts und nach links.

Besonders zu beachten

- Ein Anheben des Kopfes unterstützt das Training.
- Achten Sie darauf, dass Ihr Becken beim Zurückführen der Beine nicht nach vorne kippt und Sie nicht ins Hohlkreuz ausweichen.
- Unterlagern Sie ggf. die Lendenwirbelsäule mit einem Lendenkissen.

Besonderer Nutzen dieser Übung

- Sie trainieren mit dieser Übung einfach und effektiv die gerade und die schräge Bauchmuskulatur.

Trainierte Muskulatur

++ Gerade Bauchmuskulatur
++ Schräge Bauchmuskulatur
\+ Hüftbeugemuskulatur

Zielgruppe

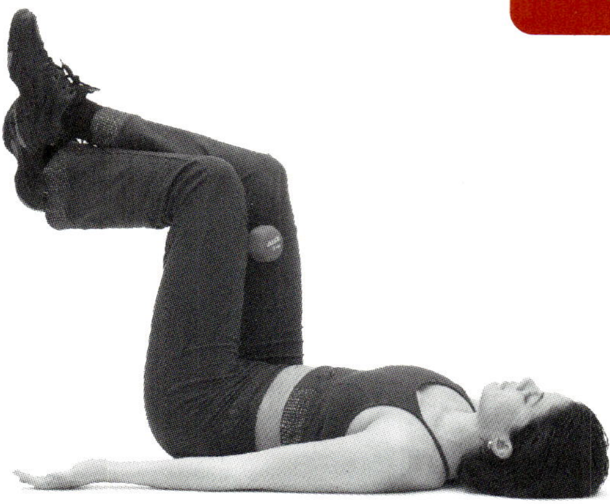

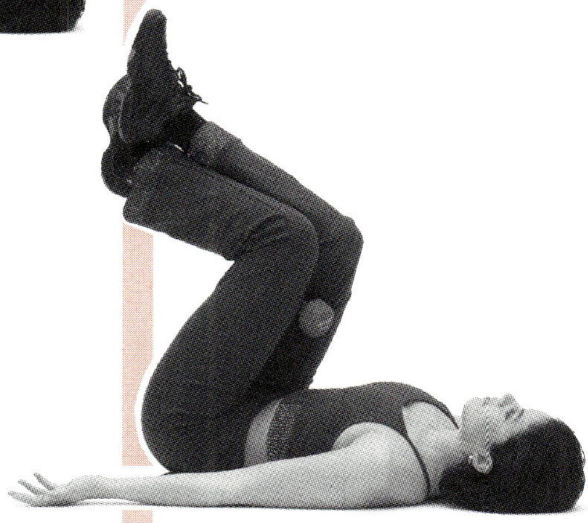

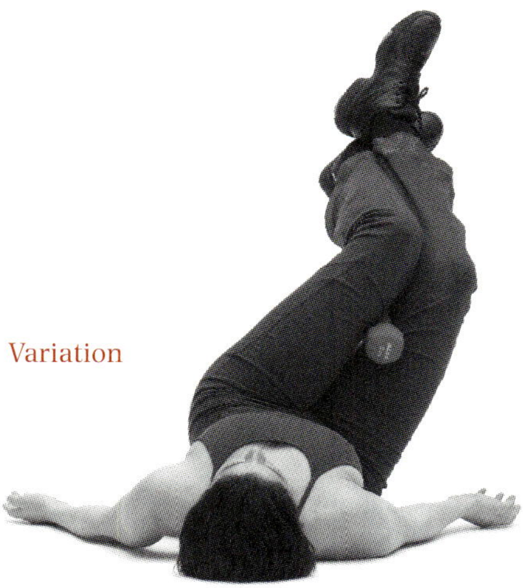

Variation

Rumpfaufrichten Fitball (RM 1)

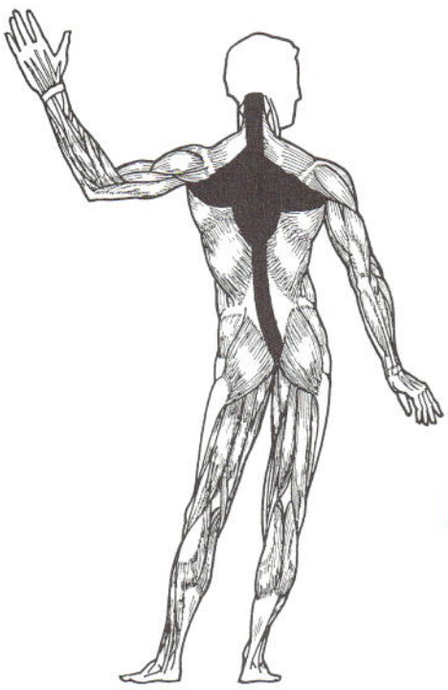

Übungsbeschreibung

1. Knien Sie sich hinter den Fitball und legen Sie den Oberkörper darauf ab. Halten Sie die Hantel direkt vor der Stirn.
2. Rollen Sie den Oberkörper bis zum Becken auf. Lösen Sie dabei die Rippen des Brustkorbes nacheinander vom Ball.

Besonders zu beachten

- Sie können die Übung auch in Bauchlage auf dem Boden ausführen.
- Halten Sie den Kopf in Verlängerung der Wirbelsäule, indem Sie den Blick zum Boden richten.
- Wenn Ihnen die Übung mit den Knien hinter dem Ball vertraut ist, können Sie in der Ausgangsstellung Ihre Knie anheben – dadurch kommen Sie weiter über den Ball.

Besonderer Nutzen dieser Übung

- Sie trainieren mit dieser Übung insbesondere Ihre tiefe Rückenstreckmuskulatur.

Trainierte Muskulatur

++ Rückenstreckmuskulatur
+ Hüftstreckmuskulatur
+ Oberflächige Rückenmuskulatur

Zielgruppe

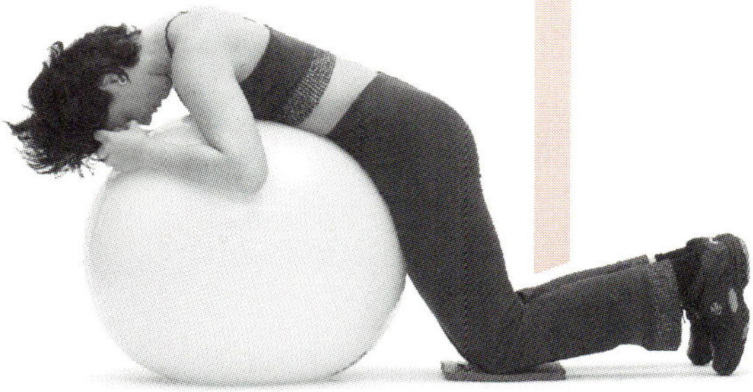

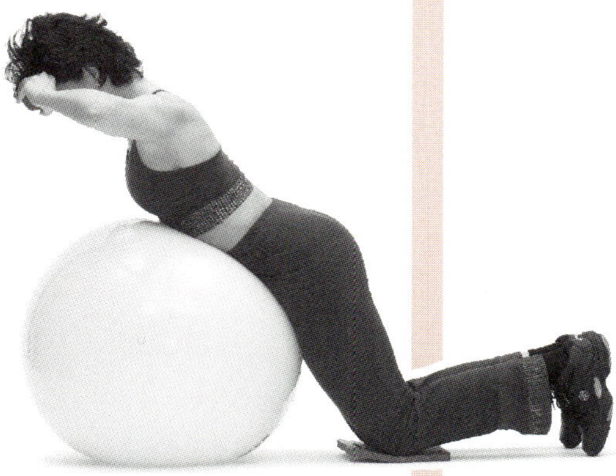

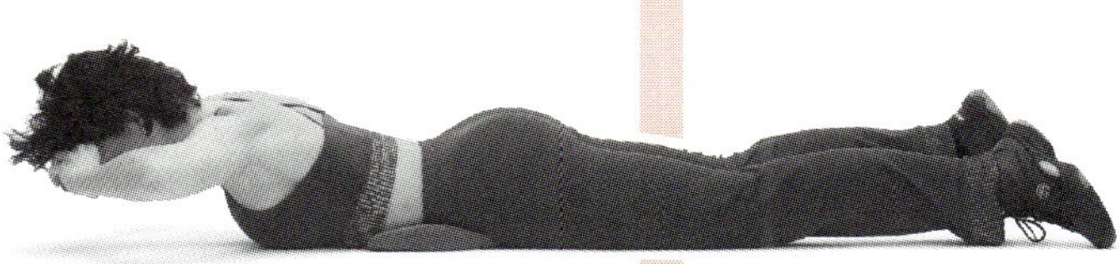

Rotation Fitball (RM 2)

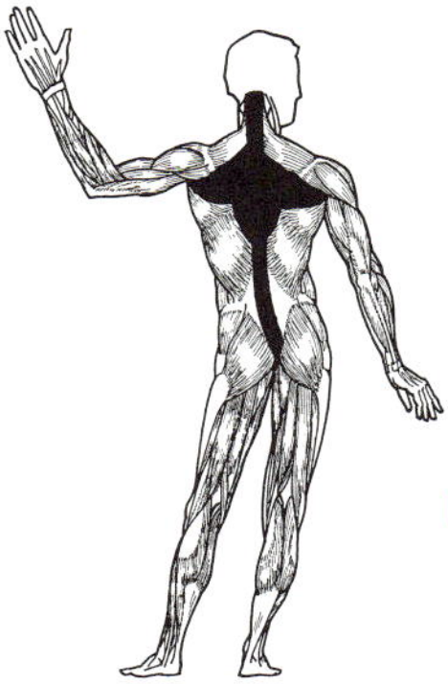

Übungsbeschreibung

1. Knien Sie sich hinter den Ball und legen Sie den Oberkörper darauf ab.
2. Rollen Sie den Oberkörper bis zum Becken auf («Rumpfaufrichten»).
3. Rotieren Sie in der Waagrechten den Oberkörper, indem Sie abwechselnd die rechte und linke Schulter nach oben heben.

Besonders zu beachten

- Halten Sie den Kopf in Verlängerung der Wirbelsäule («Nacken lang»), indem Sie den Blick zum Boden richten.
- Wenn Ihnen die Übung mit den Knien hinter dem Ball vertraut ist, heben Sie in der Ausgangsstellung Ihre Knie an.

Besonderer Nutzen dieser Übung

- Sie trainieren mit dieser Übung die tiefe Rückenstreck- und hier besonders die rotatorisch wirksame Muskulatur.

Trainierte Muskulatur

++ Rückenstreckmuskulatur
+ Schräge Bauchmuskulatur
+ Viereckiger Lendenmuskel
+ Hüftstreckmuskulatur

Zielgruppe

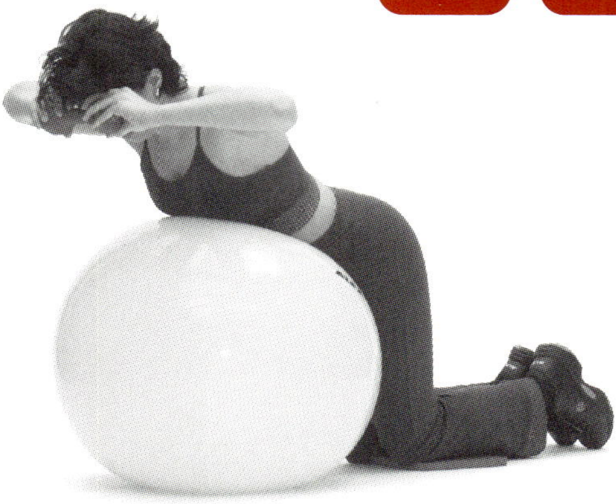

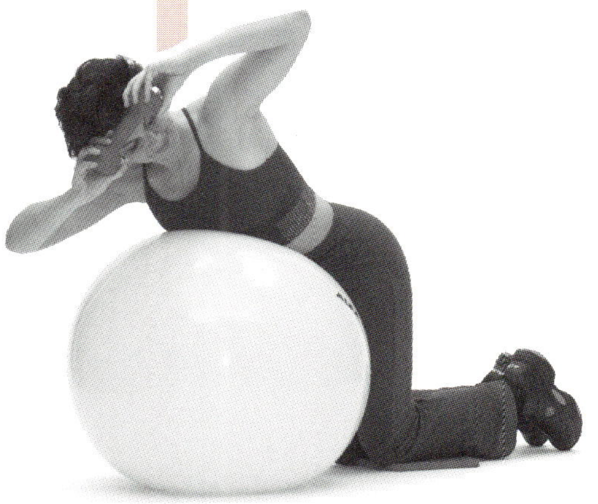

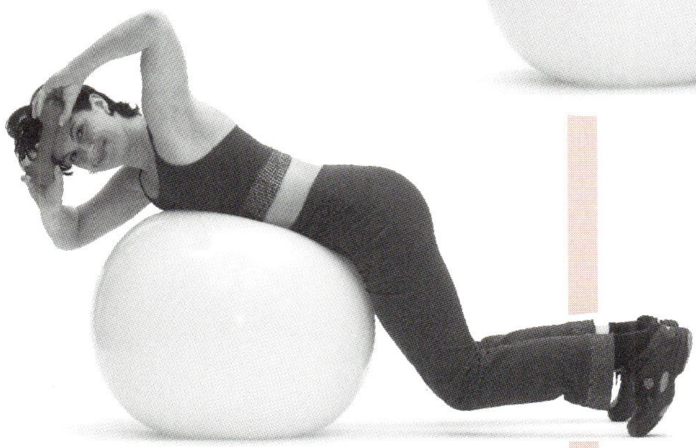

Rumpfaufrichten Fersensitz (RM 3)

Übungsbeschreibung

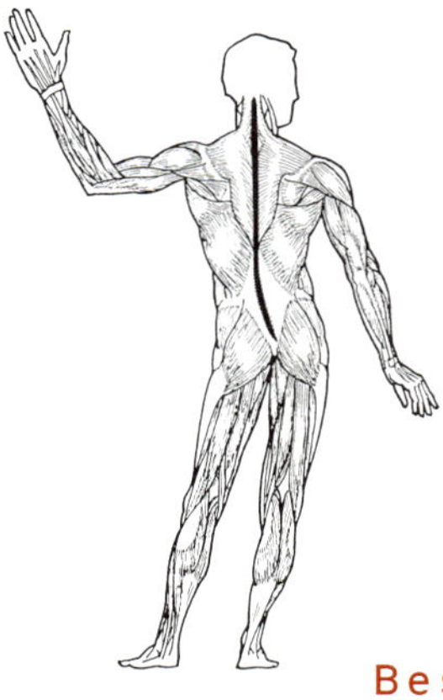

1. Setzen Sie sich auf die Fersen und senken Sie den Oberkörper nach unten. Halten Sie die Hanteln vor den Schultern.
2. Richten Sie den Oberkörper um etwa 30–40 Grad auf. Schieben Sie das Brustbein nach vorne und oben und strecken Sie so Ihren Rücken.
3. Strecken Sie die Hanteln nach vorne und ziehen Sie die Hanteln wieder an den Schultern zurück.
4. Senken Sie den Oberkörper wieder.

Besonders zu beachten

- Halten Sie den Kopf in Verlängerung der Wirbelsäule, indem Sie den Blick zum Boden richten.
- Beim Aufrichten hat der vordere Beckenteil (Darmbeinstachel) noch Kontakt mit den Oberschenkeln.
- Sollten Sie aufgrund von Knieproblemen die Übung im Fersensitz nicht ausführen können, benutzen Sie alternativ einen Fitball.

Besonderer Nutzen dieser Übung

- Mit dieser Übung trainieren Sie besonders die Aufrichtung und die Streckung der Brustwirbelsäule.

Trainierte Muskulatur

++ Rückenstreckmuskulatur

Zielgruppe

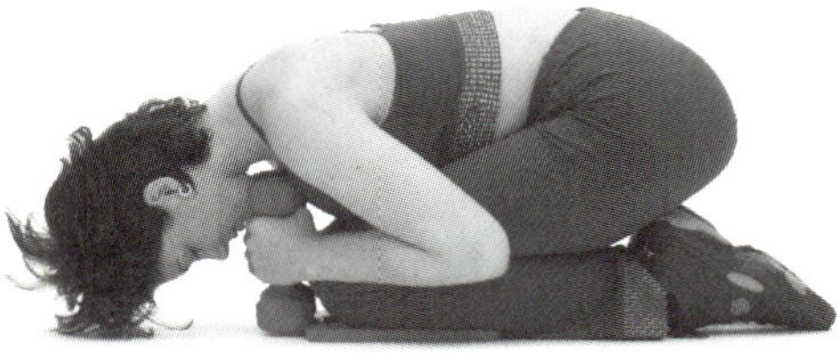

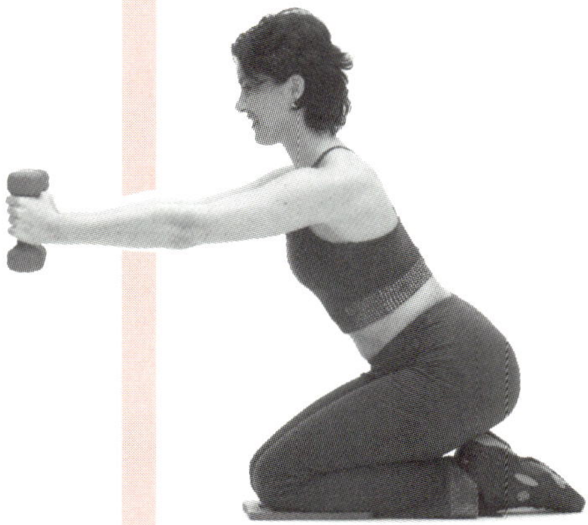

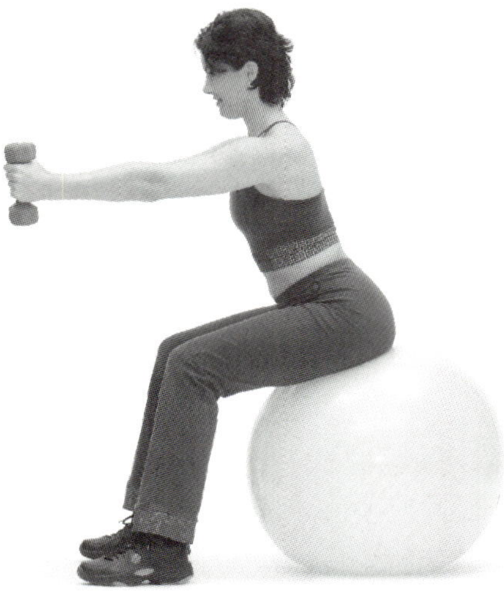

Rumpfrotation Stand (RM 4)

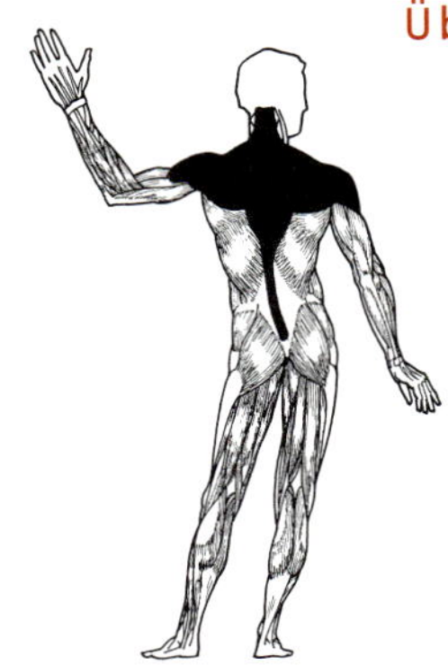

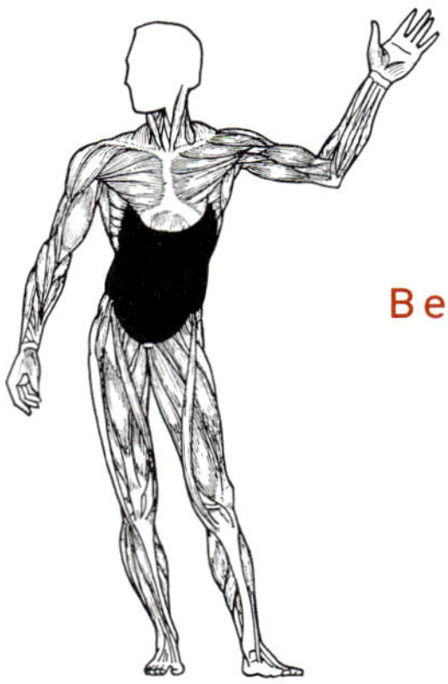

Übungsbeschreibung

1. Stehen Sie in schulterbreiter Grätschstellung mit leicht gebeugten Beinen.
2. Neigen Sie den Oberkörper leicht nach vorne. Stützen Sie sich mit der rechten Hand auf dem rechten Oberschenkel ab.
3. Halten Sie die Hantel mit der linken Hand vor dem Körper. Der Arm ist um etwa 90 Grad angewinkelt.
4. Führen Sie den linken Arm nach außen und oben in die Nähe Ihres linken Ohres, ohne den Armwinkel zu verändern.
5. Drehen Sie dabei gleichzeitig die Schulter nach hinten und schauen Sie Ihrer Hand nach.

Besonders zu beachten

- Halten Sie das Becken möglichst stabil.
- Die Rumpfrotation sollte primär im Bereich der Brustwirbelsäule erfolgen.
- Legen Sie die Stützhand bei einigen Wiederholungen flach auf Ihre Lendenwirbelsäule, um mögliche Ausweichbewegungen zu verhindern.

Besonderer Nutzen dieser Übung

- Mit dieser Übung trainieren Sie die Aufrichtung und Streckung der Brustwirbelsäule bei gleichzeitiger Rumpfrotation.

Trainierte Muskulatur

++ Rückenstreckmuskulatur
++ Schräge Bauchmuskulatur
++ Schultergürtelmuskulatur

Zielgruppe

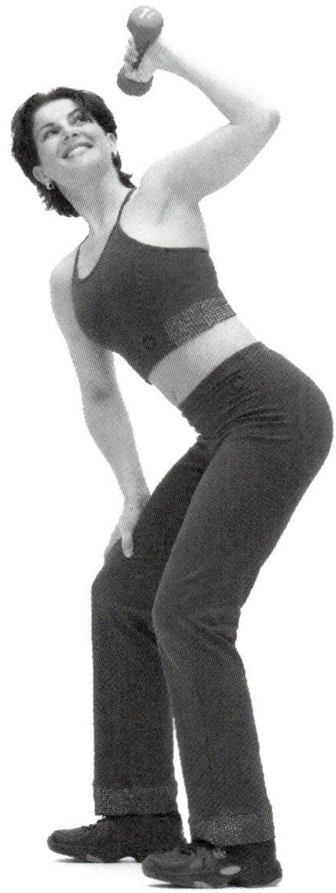

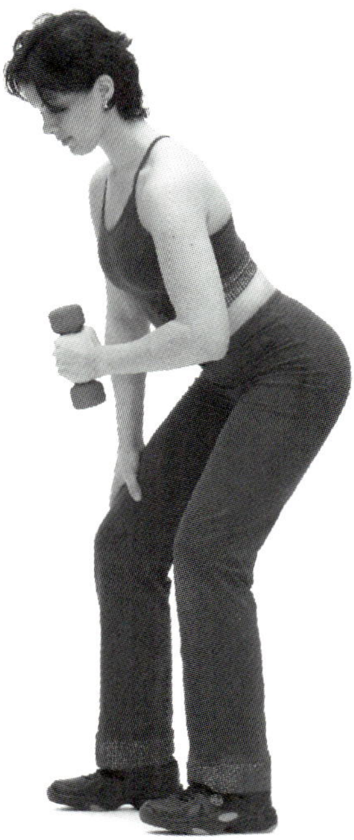

Rumpfseitaufrichter Fitball (SRM 1)

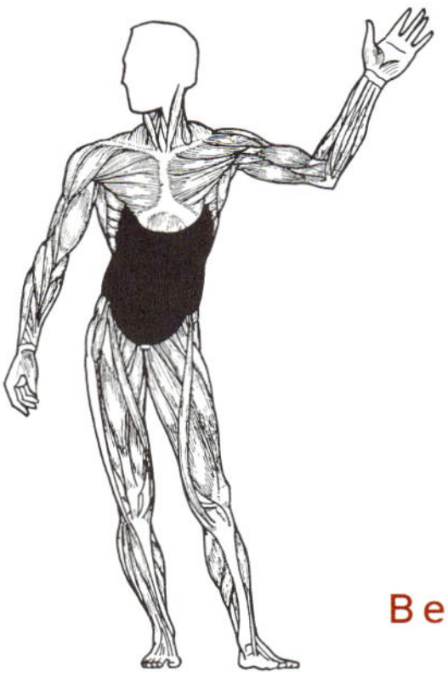

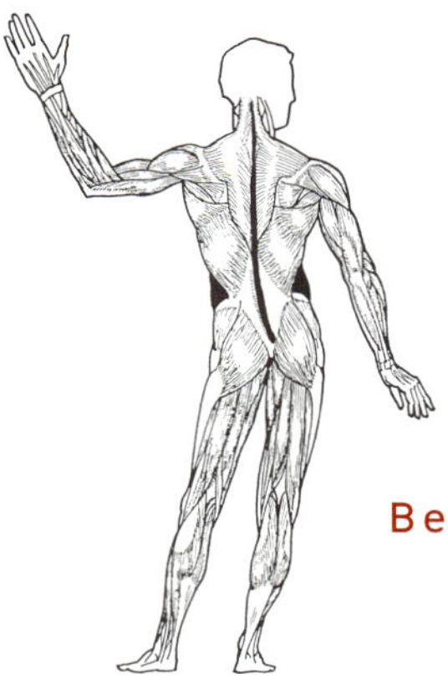

Übungsbeschreibung

1. Legen Sie sich in Seitenlage auf den Fitball. Strecken Sie dabei das obere Bein und halten Sie das untere Bein um etwa 90 Grad gebeugt.
2. Halten Sie die Hantel mit der oberen Hand über Ihrem Kopf. Mit der unteren Hand können Sie sich am Ball stützen.
3. Heben Sie den Oberkörper seitlich nach oben und senken Sie ihn wieder.

Besonders zu beachten

- Halten Sie den Kopf möglichst in Verlängerung der Wirbelsäule.
- Heben Sie den Oberkörper möglichst ohne Drehung und ohne Schwung senkrecht nach oben.
- Alternativ können Sie die Übung ohne Ball ausführen. Winkeln Sie beide Beine um etwa 90 Grad vor dem Körper an.

Besonderer Nutzen dieser Übung

- Sie trainieren mit dieser Übung Ihre Taille, besonders die für die Wirbelsäulenstabilität wichtigen seitlichen Rumpfstabilisatoren.

Trainierte Muskulatur

++ Rückenstreckmuskulatur
++ Schräge Bauchmuskulatur

Zielgruppe

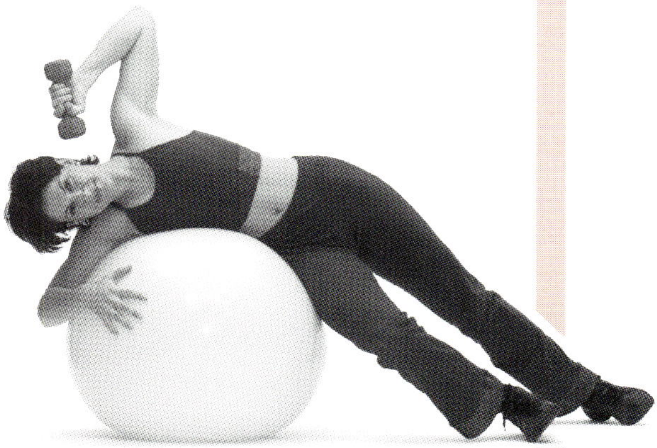

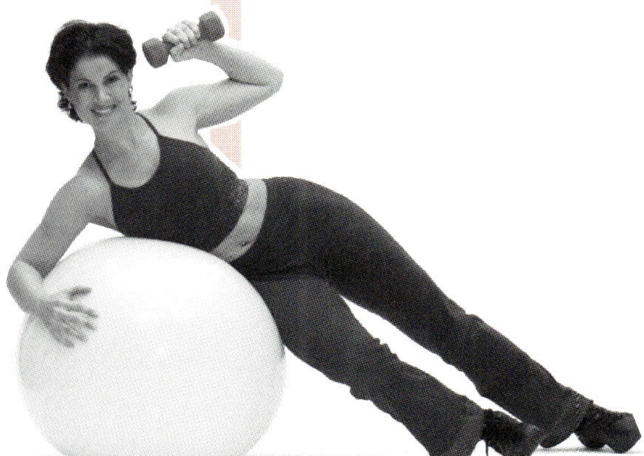

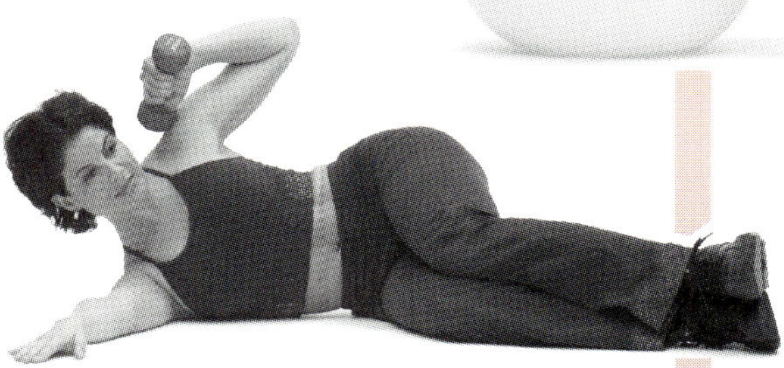

Gehen im Seitstütz (SRM 2)

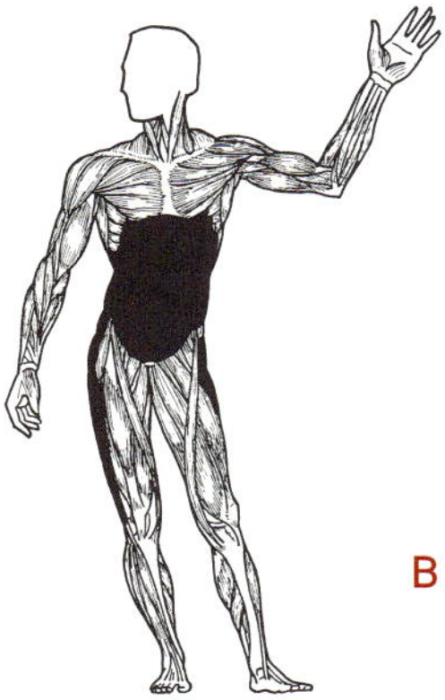

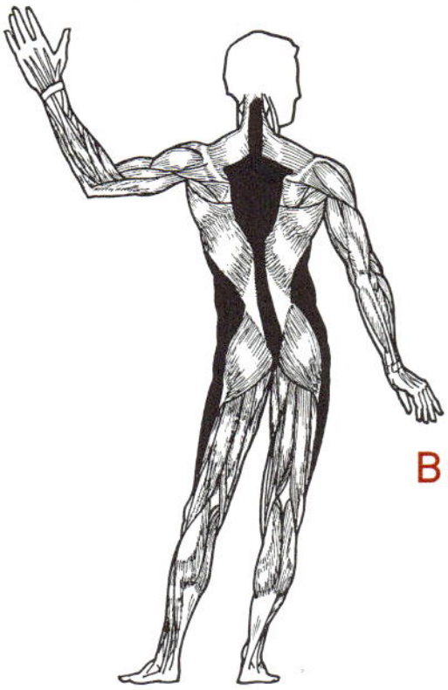

Übungsbeschreibung

1. Heben Sie im Seitstütz das Gesäß, bis der Körper vom Kopf bis zu den Knien eine Linie bildet. Heben Sie das obere Bein ab.
2. Führen Sie mit dem oben liegenden Bein und Arm eine Laufbewegung durch. Schwingt das Bein nach hinten, wird der Arm nach vorne geführt.

Besonders zu beachten

- Achten Sie darauf, dass Sie das Becken und den Schultergürtel in einer Ebene halten.
- Versuchen Sie, die obere Schulter vorne zu lassen und sie nicht zurückzudrehen.
- Halten Sie bei der Laufbewegung den Körper stabil.
- Der stützende Ellenbogen befindet sich unter dem Schultergelenk.

Besonderer Nutzen dieser Übung

- Sie trainieren mit dieser Übung zur Ganzkörperkräftigung besonders die seitliche Rumpfbeugemuskulatur und damit auch Ihre Taille.

Trainierte Muskulatur

++	Bauchmuskulatur
+	Rückenstreckmuskulatur
+	Viereckiger Lendenmuskel
+	Breiter Rückenmuskel
++	Beinabspreizmuskulatur

Zielgruppe

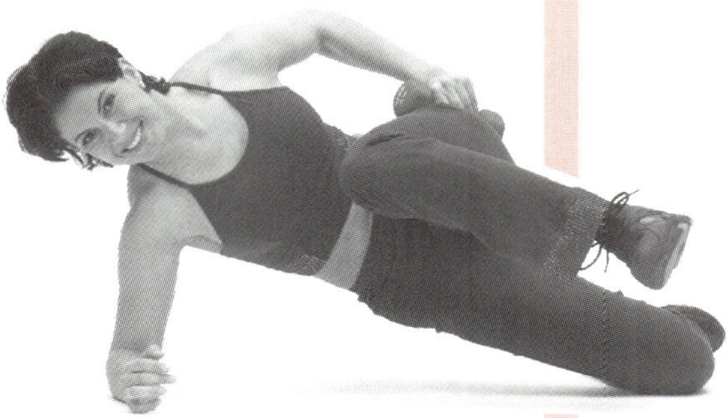

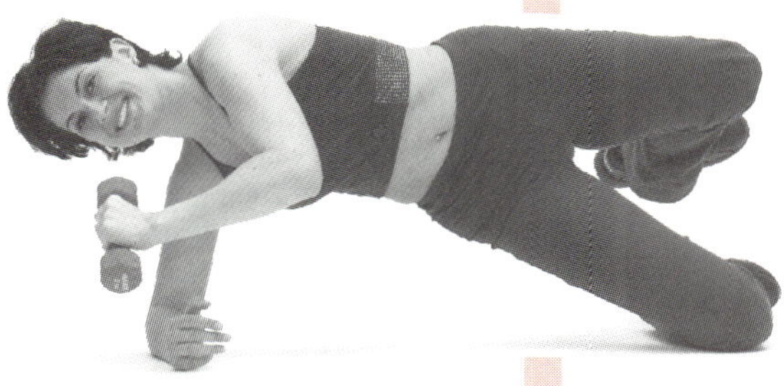

Seitliches Beinheben (SRM 3)

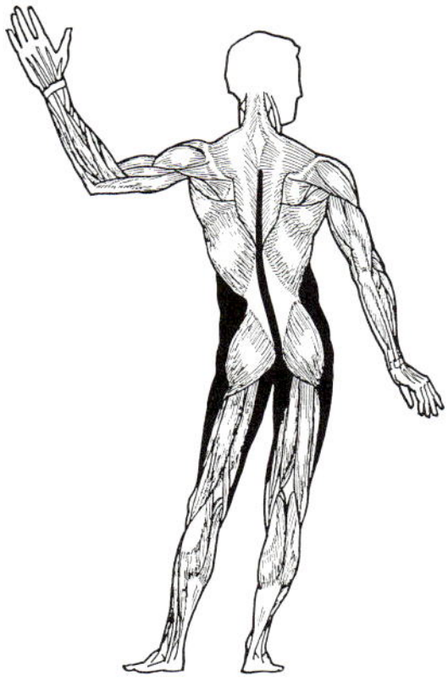

Übungsbeschreibung

1. Legen Sie sich in Seitenlage und strecken Sie Ihre Beine.
2. Klemmen Sie Ihre Hanteln zwischen die Beine.
3. Stützen Sie sich mit der oberen Hand am Boden ab.
4. Heben und senken Sie abwechselnd Ihre Beine.

Besonders zu beachten

- Versuchen Sie, den Körper möglichst in Seitenlage zu halten, ihn also nicht zu verdrehen.
- Senken Sie die Beine bis knapp über den Boden.

Besonderer Nutzen dieser Übung

- Sie trainieren mit dieser Übung Ihre Taille und ihre Hüftseite.
- Etwas leichter wird die Übung mit angewinkelten Beinen und wenn Sie die Hanteln in Richtung Becken verschieben.

Trainierte Muskulatur

++ Viereckiger Lendenmuskel
++ Beinabspreizmuskulatur (oberes Bein)
+ Schräge Bauchmuskulatur
+ Rückenstreckmuskulatur
+ Beinanziehmuskulatur (unteres Bein)

Zielgruppe

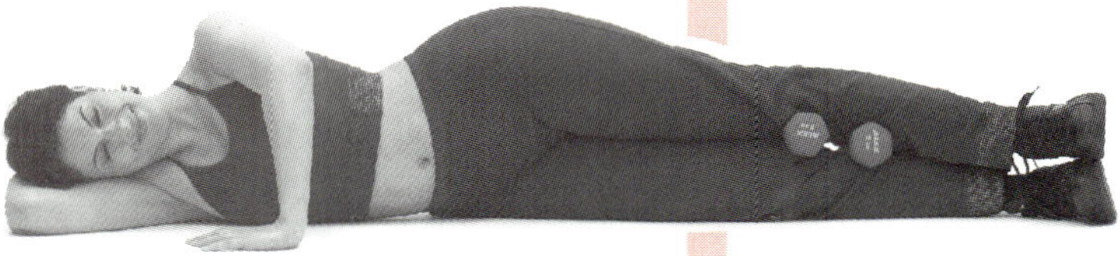

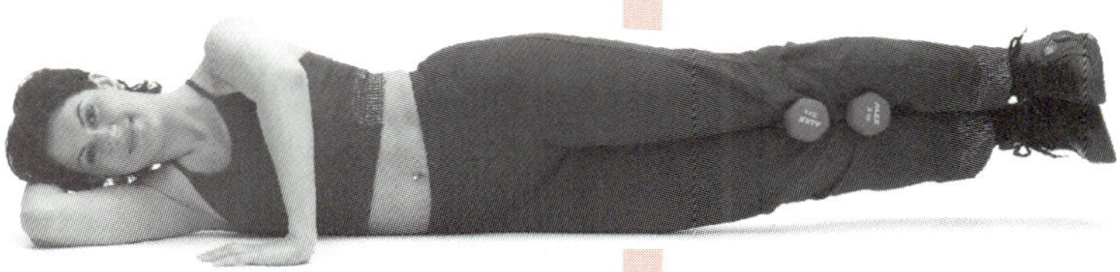

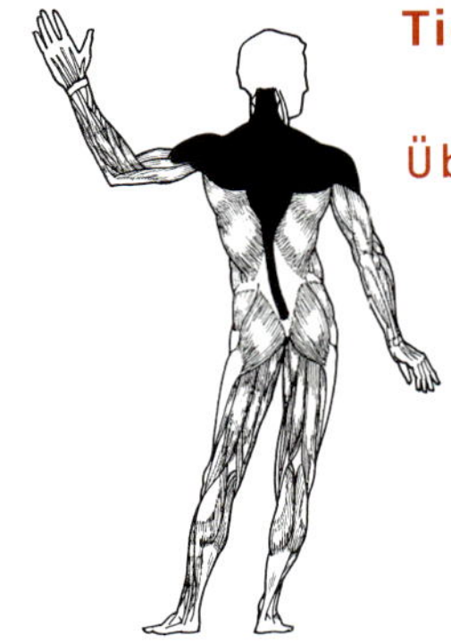

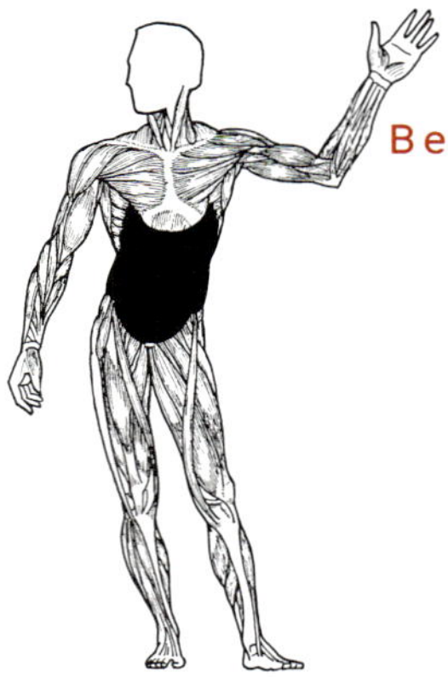

Tiefer Scheibenwischer (SRM 4)

Übungsbeschreibung

1. Beugen Sie im Parallelstand Ihre Beine («Bückbewegung») und neigen Sie Ihren geraden Oberkörper nach vorne.
2. Halten Sie ein Ende der Langhantel mit gestreckten Armen zwischen Ihren Knien.
3. Führen Sie die Hantel in schnellen Bewegungen abwechselnd von rechts nach links und stabilisieren Sie dabei Ihren Oberkörper.

Besonders zu beachten

- Achten Sie beim Kniebeugen darauf, dass sich Knie und Füße in einer Ebene befinden («Beinachse»).
- Halten Sie die Arme gestreckt. Achten Sie darauf, dass Ihr Brustbein gehoben ist («Medaille zeigen»).
- Sie können die Übung alternativ auch mit einer Kurzhantel durchführen.

Besonderer Nutzen dieser Übung

- Sie trainieren mit dieser Übung die seitlichen Rumpfstabilisatoren.

Trainierte Muskulatur

++ Bauchmuskulatur
++ Rückenstreckmuskulatur
+ Schultergelenkmuskulatur

Zielgruppe

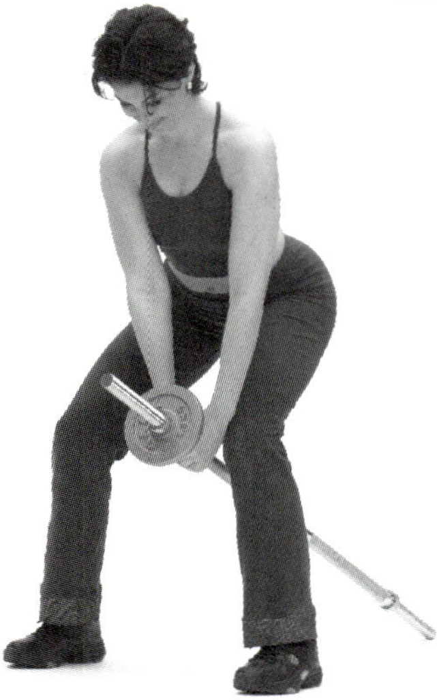

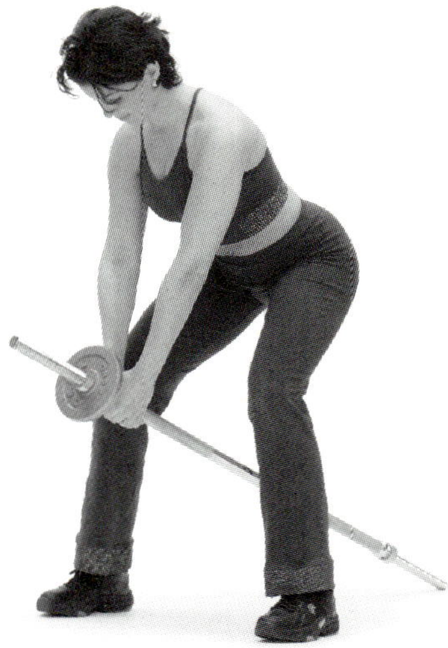

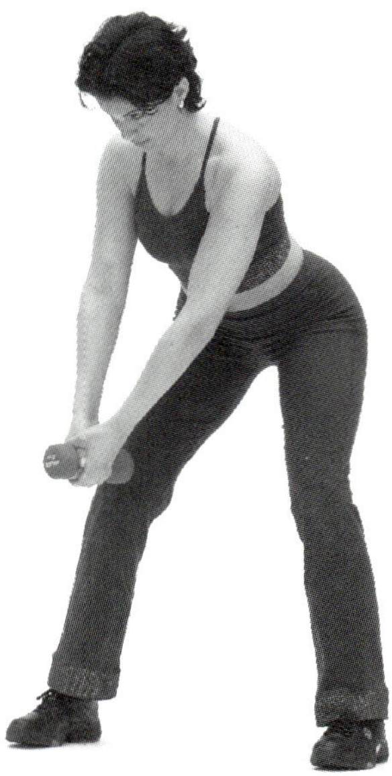

Schulter-, Brust- und Armmuskulatur (obere Extremitäten)

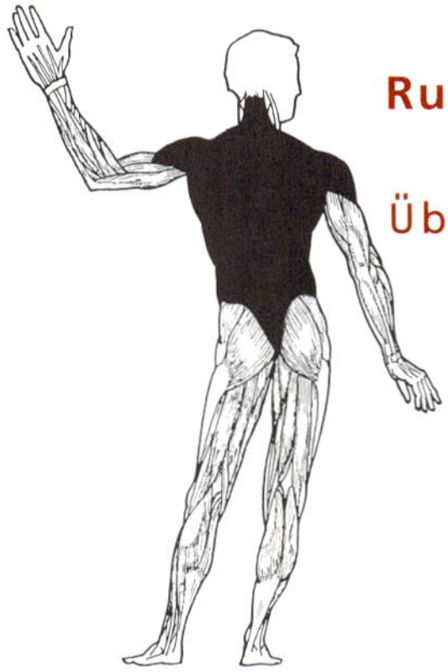

Rudern Kurzhantel einarmig (SM1)

Übungsbeschreibung

1. Stützen Sie den linken Arm und das linke Bein auf einem Stuhl (Flachbank) ab. Das rechte Bein und der linke Arm sind leicht gebeugt.
2. Ziehen Sie in der Neutralgriffhaltung den rechten Oberarm nach oben, der Ellenbogen führt dabei die Bewegung an.
3. Halten Sie den rechten Unterarm während der gesamten Bewegung möglichst in der Senkrechten.

Besonders zu beachten

- Halten Sie den Rücken gerade und verdrehen Sie nicht die Wirbelsäule.
- Halten Sie den Kopf in Verlängerung der Wirbelsäule (Blick nach vorne-unten).
- Wenn Sie die Übung im Untergriff durchführen, trainieren Sie verstärkt den breiten Rückenmuskel.

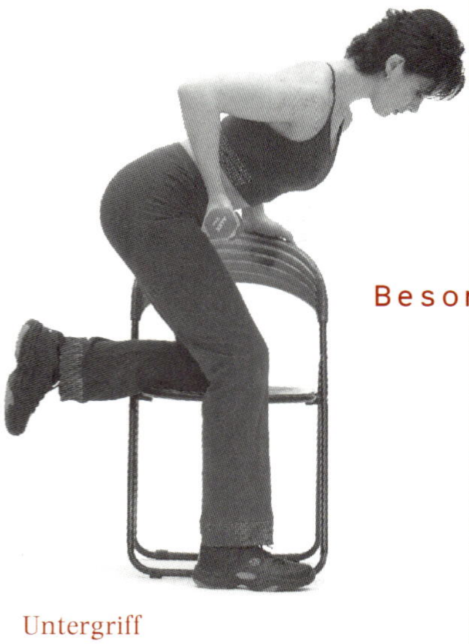

Untergriff

Besonderer Nutzen dieser Übung

- Mit dieser Übung trainieren Sie die Muskeln, die an der Aufrichtung des Schultergürtels beteiligt sind.

Trainierte Muskulatur

+ Breiter Rückenmuskel
+ Kapuzenmuskel
+ Großer Rundmuskel, Rautenmuskel
+ Armbeugemuskulatur

Zielgruppe

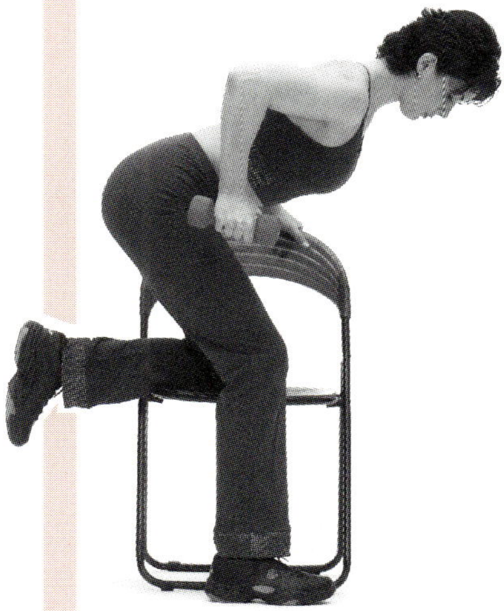

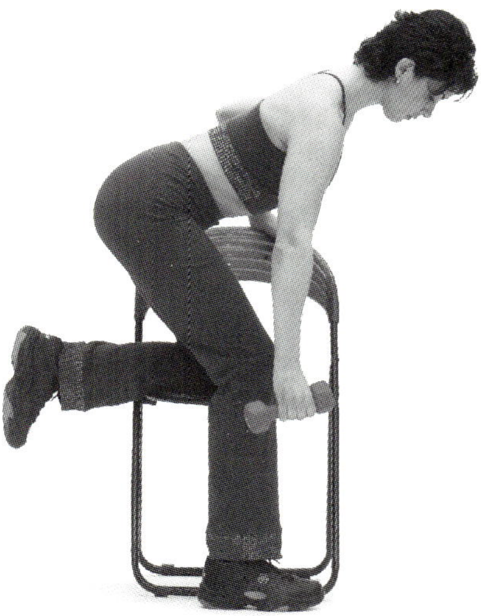

Langhantel-Rudern Stand (SM 2)

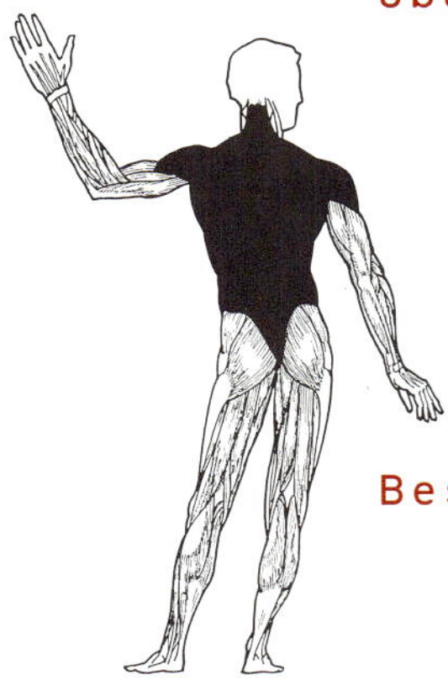

Übungsbeschreibung

1. Stehen Sie mit leicht nach vorne geneigtem Oberkörper und halten Sie die Langhantel vor dem Oberkörper.
2. Ziehen Sie die Langhantel in Richtung Oberkörper (Ruderbewegung), wobei die Ellenbogen die Bewegung anführen.

Besonders zu beachten

- Halten Sie den Kopf in Verlängerung der Wirbelsäule (Blick nach vorne und unten).
- Stabilisieren Sie den Oberkörper in physiologischer Stellung.
- Bei einer «breiten» Ellenbogenführung trainieren Sie besonders die Muskeln, die die Schulterblätter nach hinten und unten ziehen (interscapuläre Muskulatur).
- Alternativ können Sie die Übung auch mit zwei Kurzhanteln durchführen.
- Wenn Sie die Ellenbogen näher am Körper entlangführen (Oberarm-Rumpf-Winkel 0 Grad), übernimmt der Breite Rückenmuskel die Hauptarbeit.

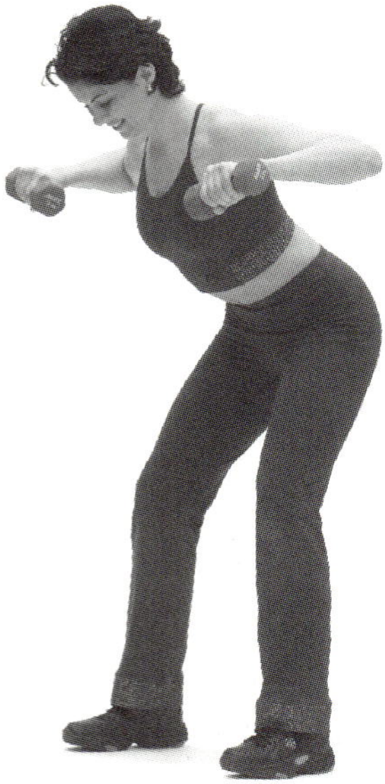

Besonderer Nutzen dieser Übung

- Diese Übung ermöglicht Ihnen ein komplexes Training der Muskeln, die das Schulterblatt fixieren, bei gleichzeitiger Ganzkörperstabilisation.
- Sie trainieren alltagsnah das Heben von Gegenständen.

Trainierte Muskulatur

++ Kapuzenmuskel, Großer Rundmuskel, Rautenmuskel
+ Deltamuskel (hinterer Anteil)
+ Rückenstreckmuskulatur

Zielgruppe

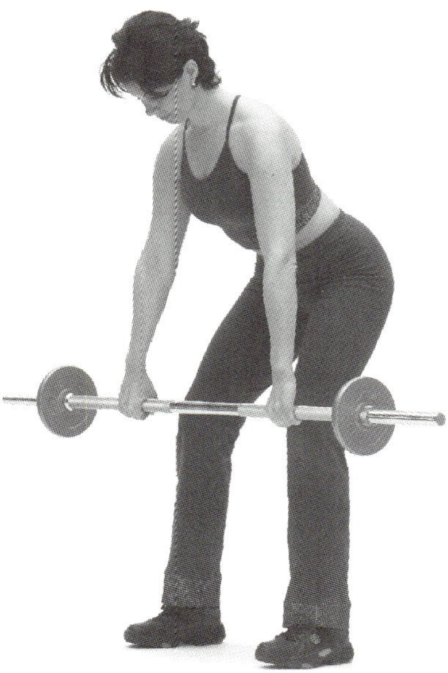

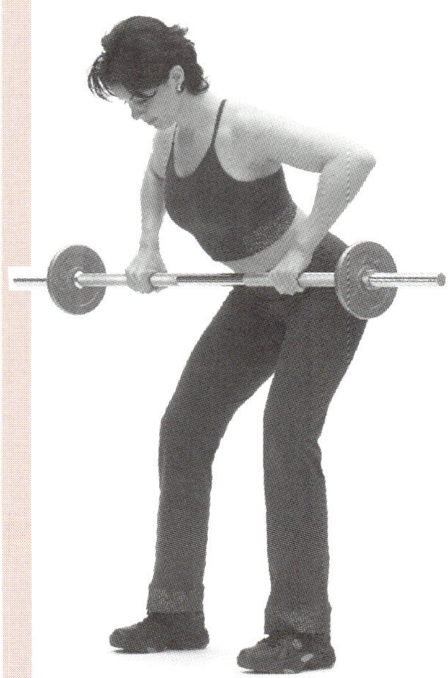

Vertikales Langhantel-Rudern vorgebeugt (SM 3)

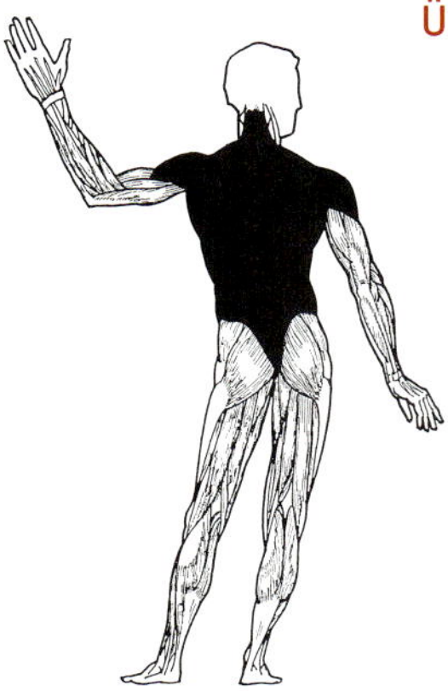

Übungsbeschreibung

1. Stehen Sie in einer schulterbreiten Grätsche und nehmen Sie die in einer Zimmerecke fixierte Langhantelstange zwischen die Beine.
2. Fassen Sie die Hantel kurz unterhalb der Scheiben und neigen Sie den Oberkörper leicht nach vorne.
3. Ziehen Sie die Langhantel in Richtung Oberkörper («Rudern»), wobei die Ellenbogen nah am Körper entlanggeführt werden.

Besonders zu beachten

- Halten Sie den Kopf in Verlängerung der Wirbelsäule (Blick nach vorne-unten).
- Stabilisieren Sie den Oberkörper in physiologischer Stellung.

Besonderer Nutzen dieser Übung

- Mit dieser Übung trainieren Sie sehr effektiv das Heranziehen eines schweren Gegenstandes eng an den Körper mit Hilfe des Breiten Rückenmuskels.

Trainierte Muskulatur

++ Breiter Rückenmuskel
+ Deltamuskel (hinterer Anteil)
+ Kapuzenmuskel, Großer Rundmuskel, Rautenmuskel
+ Rückenstreckmuskulatur

Zielgruppe

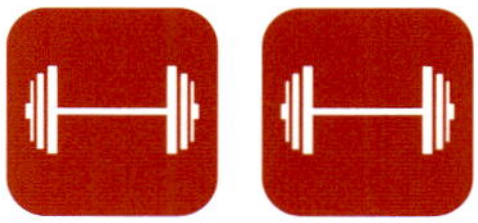

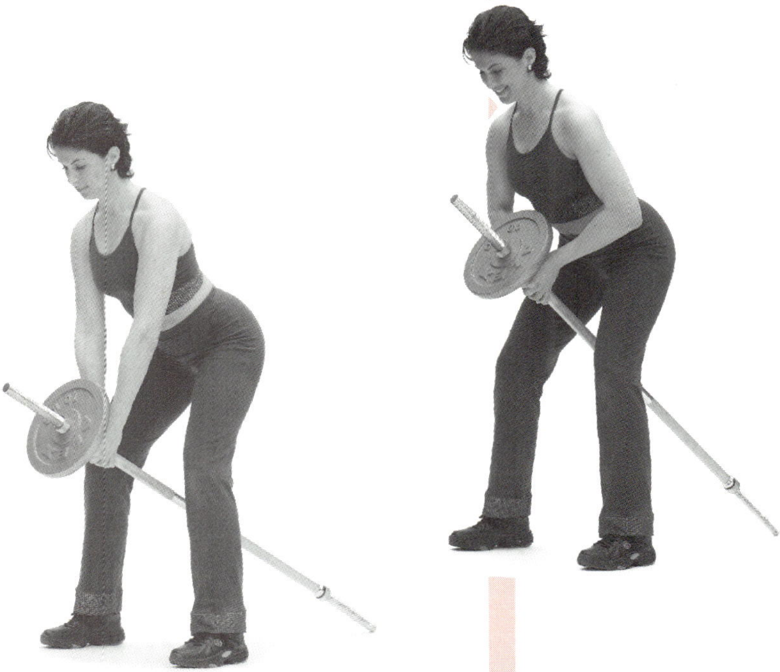

Flys reverse in Bauchlage (SM 4)

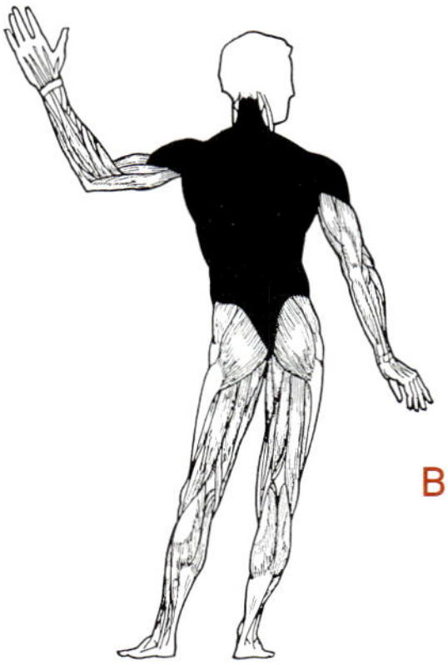

Übungsbeschreibung

1. Legen Sie sich in Bauchlage auf den Ball. Stützen Sie sich mit den Knien (Füßen) am Boden ab. Heben Sie den Oberkörper bis zur Waagrechten.
2. Führen Sie die angewinkelten Arme (U-Halte) seitlich nach oben, sodass sich die Schulterblätter annähern.

Besonders zu beachten

- Halten Sie den Kopf in Verlängerung der Wirbelsäule (Blick nach vorne-unten).
- Stabilisieren Sie den Oberkörper in physiologischer Stellung.
- Alternativ können Sie die Übung auch in Bauchlage auf dem Boden durchführen.

Besonderer Nutzen dieser Übung

- Sie trainieren besonders die Muskeln, die die Schulterblätter nach hinten und unten ziehen (interscapuläre Muskulatur), und verbessern damit die Schultergürtelstellung und Ihre Haltung.

Trainierte Muskulatur

++ Schultergürtelmuskulatur
+ Schultergelenkmuskulatur
+ Rückenstreckmuskulatur

Zielgruppe

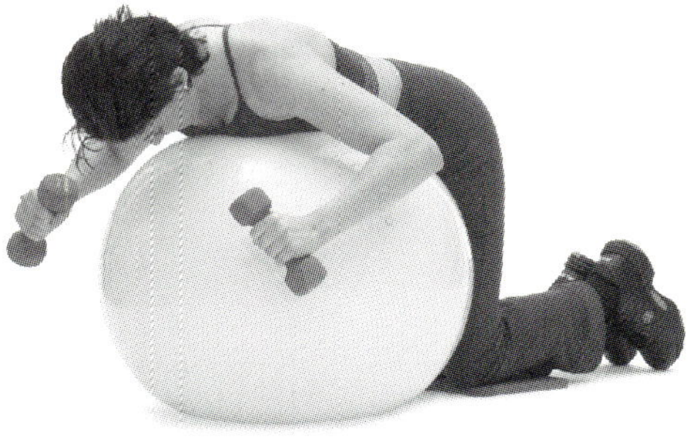

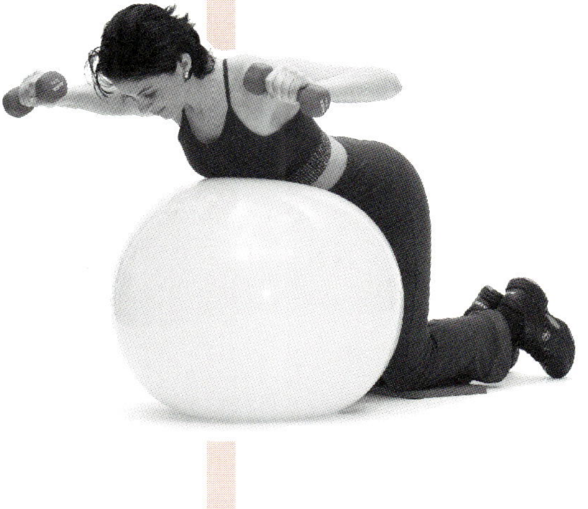

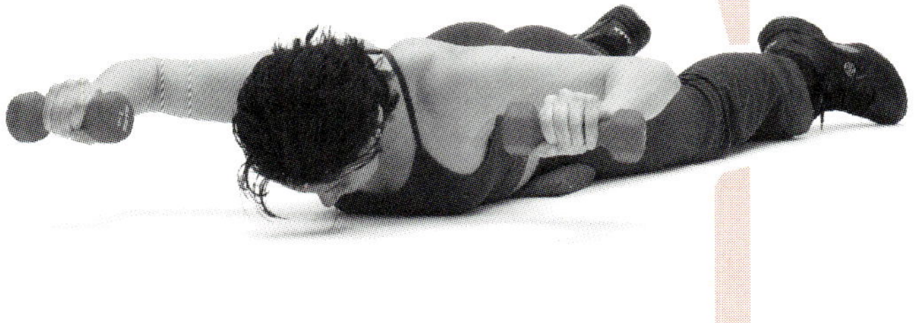

Albatros (SM 5)

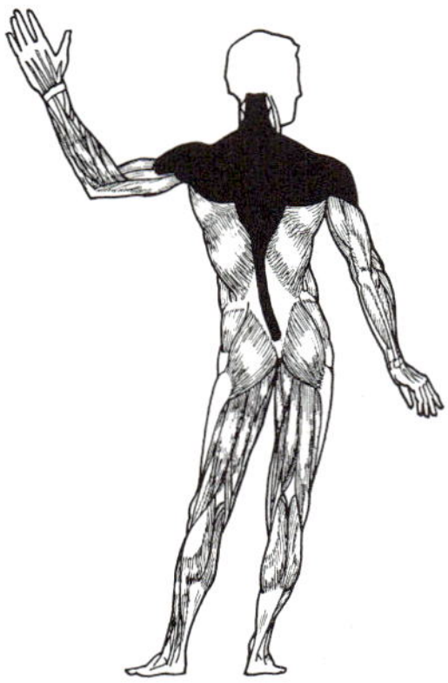

Übungsbeschreibung

1. Stabilisieren Sie im Stand den leicht nach vorn gebeugten, aufrechten Oberkörper.
2. Überkreuzen Sie die Hand vor dem Körper.
3. Führen Sie beide Hanteln diagonal nach oben und nach hinten in die Nähe der Ohren.

Besonders zu beachten

- Stabilisieren Sie den Oberkörper durch ausreichende Rumpfspannung.
- Führen Sie die Armbewegung gleichmäßig durch.
- Stabilisieren Sie den Oberkörper in physiologischer Stellung.
- Alternativ können Sie die Übung auch wechselseitig mit nur einem Arm ausführen.

Besonderer Nutzen dieser Übung

- Mit dieser komplexen Übung trainieren Sie sehr alltagsbezogen Ihre Muskeln zur Aufrichtung der Brustwirbelsäule bei gleichzeitiger Stabilisation der Rumpfmuskeln.

Trainierte Muskulatur

++ Schultergürtelmuskulatur (Kapuzenmuskel, Rautenmuskel)
++ Außenrotatoren des Schultergelenks
+ Rückenstreckmuskulatur

Zielgruppe

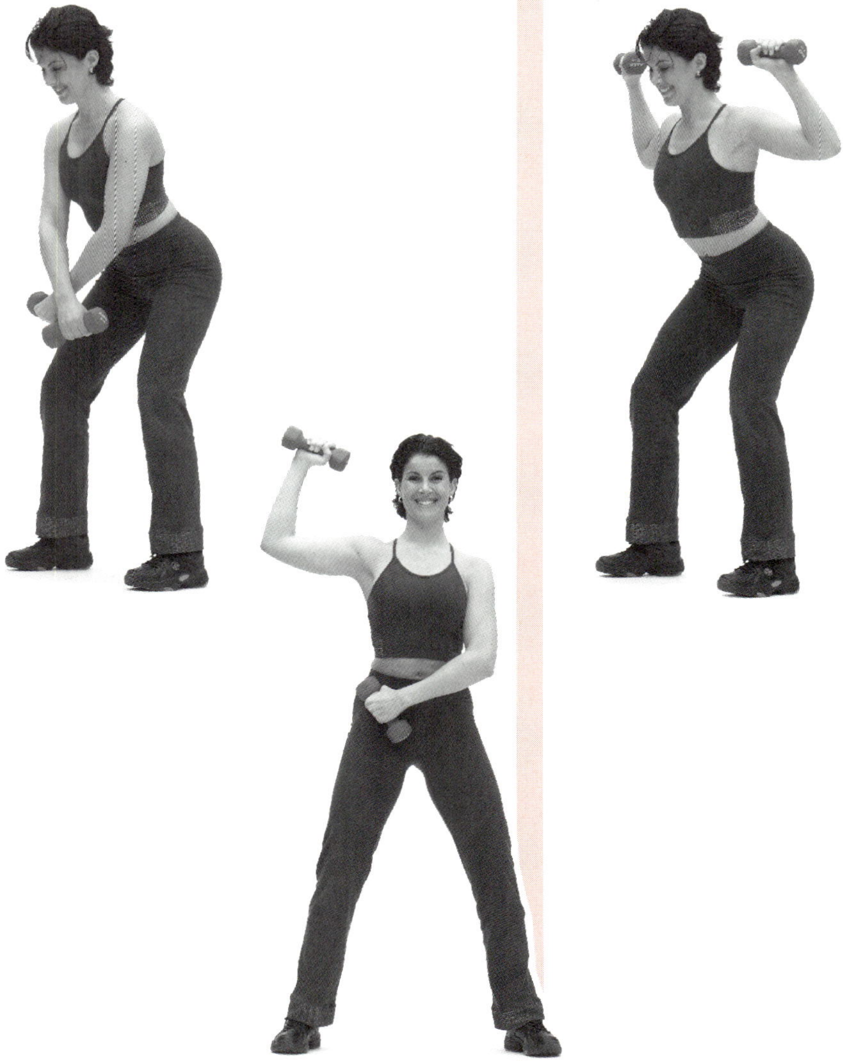

Kurzhantel übergeben (SM 6)

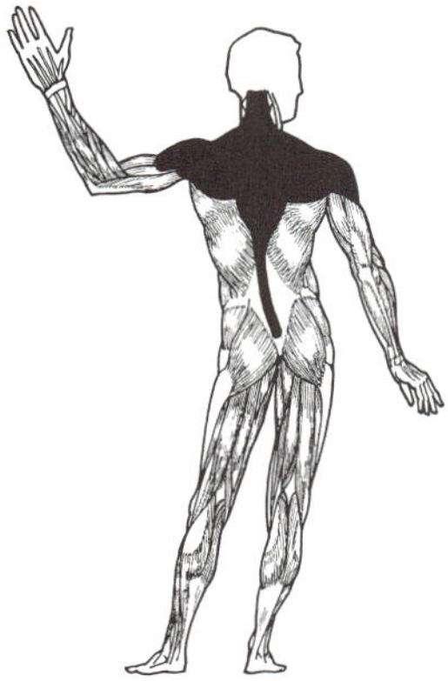

Übungsbeschreibung

1. Legen Sie sich in Bauchlage auf den Fitnessball.
2. Richten Sie Ihren Oberkörper bis zur Waagrechten auf.
3. Übergeben Sie die Hantel abwechselnd vor dem Kopf und hinter dem Rücken.

Besonders zu beachten

- Halten Sie den Kopf in Verlängerung der Wirbelsäule (Blick nach vorne und unten).
- Stabilisieren Sie den Oberkörper in physiologischer Stellung.
- Sie können die Übung auch in Bauchlage auf dem Boden durchführen.

Besonderer Nutzen dieser Übung

- Sie trainieren komplex und motivierend Ihre Schultergürtel- und Schulterblattmuskulatur.

Trainierte Muskulatur

++ Schultergürtel- und Schulterblattmuskulatur

\+ Rückenstreckmuskulatur

Zielgruppe

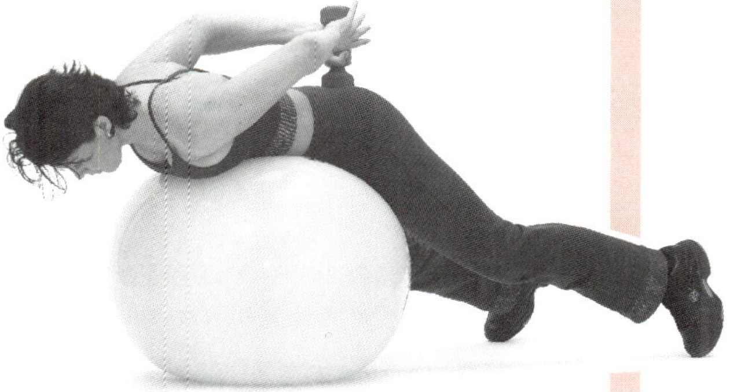

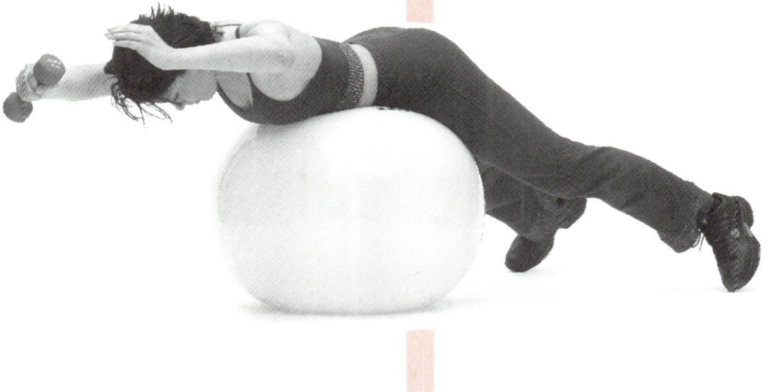

Seitheben und Frontheben (SM 7)

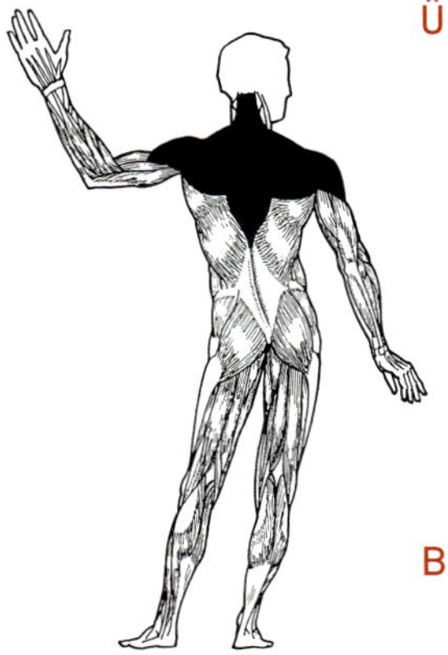

Übungsbeschreibung

1. Stehen Sie aufrecht in Grundstellung.
2. Führen Sie beide Arme mit der Hantel seitlich vom Körper nach oben bis auf die Waagrechte («Seitheben»).
3. Führen Sie beide Arme mit der Hantel nach vorne und oben bis auf die Waagrechte («Frontheben»).

Besonders zu beachten

- Die Übung wird leichter, wenn Sie die Arme während der gesamten Bewegung angewinkelt halten.
- In der obersten Armposition zeigen die Handrücken zur Decke («Auswärtsdrehung»).
- Halten Sie den Oberkörper stabil und aufrecht.

Besonderer Nutzen dieser Übung

- Diese Übungen eignen sich besonders gut zum intensiven isolierten Auftrainieren des Deltamuskels.

Trainierte Muskulatur

++ Deltamuskel
++ Obergrätenmuskel
+ Untergrätenmuskel
+ Kapuzenmuskel

Zielgruppe

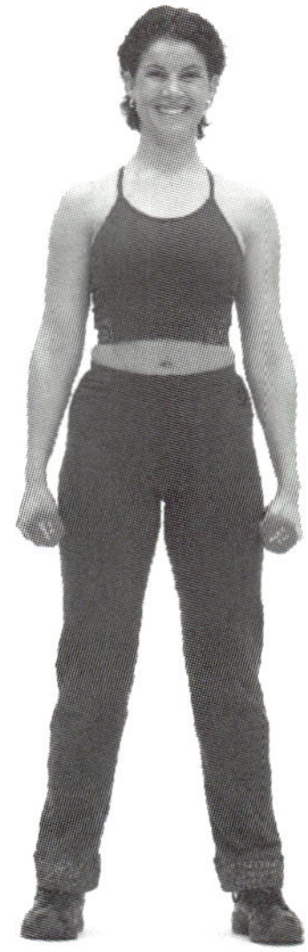

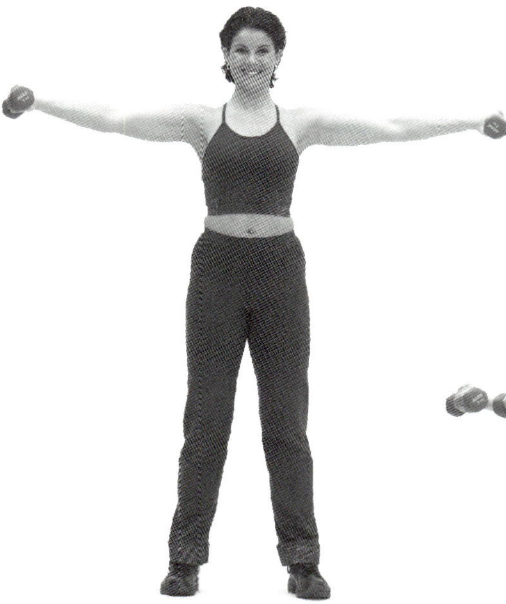

Seitheben

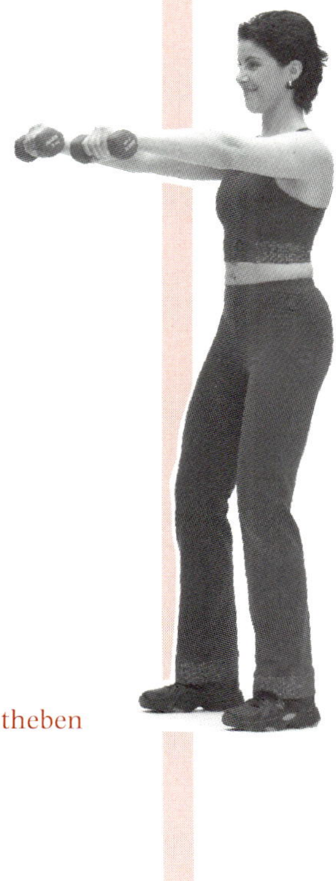

Frontheben

Langhantel-Nackendrücken (SM 8)

Übungsbeschreibung

1. Sitzen Sie aufrecht auf einem Fitnessball (Stuhl), fixieren Sie den Oberkörper.
2. Führen Sie beide Arme aus der U-Halte nach oben in Richtung Decke.
3. Senken Sie die Langhantel abwechselnd hinter den Kopf zum Nacken und vor den Kopf zum Brustbein.

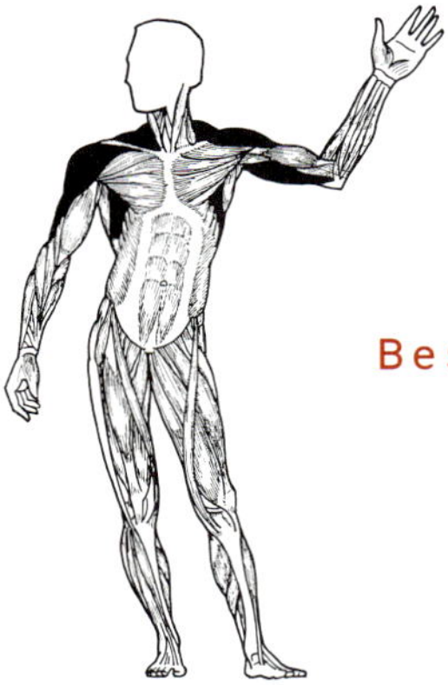

Besonders zu beachten

- Strecken Sie die Arme nicht ganz durch.
- Führen Sie die Arme in die Ausgangsposition nur bis auf die Waagrechte der Oberarme zurück.
- Fixieren Sie ggf. den Rücken durch eine Schrägbank oder einen Stuhl mit Rückenlehne.
- Bei Problemen oder Beweglichkeitseinschränkungen im Schultergelenk legen Sie die Langhantel nur vor dem Kopf auf dem Brustbein ab.

Besonderer Nutzen dieser Übung

- Mit dieser Übung trainieren Sie Ihre Schultermuskulatur für Überkopfarbeiten im Alltag.

Trainierte Muskulatur

++ Deltamuskel
+ Dreiköpfiger Oberarmmuskel
+ Kapuzenmuskel
+ Vorderer Sägemuskel

Zielgruppe

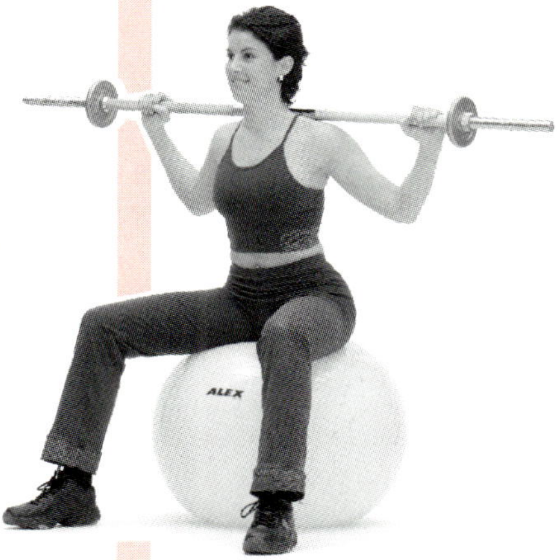

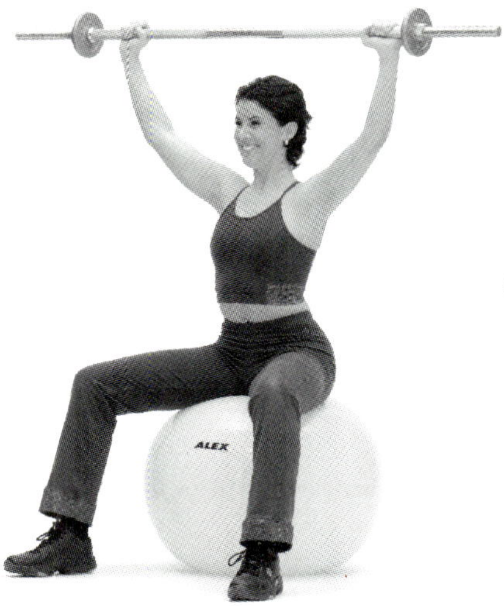

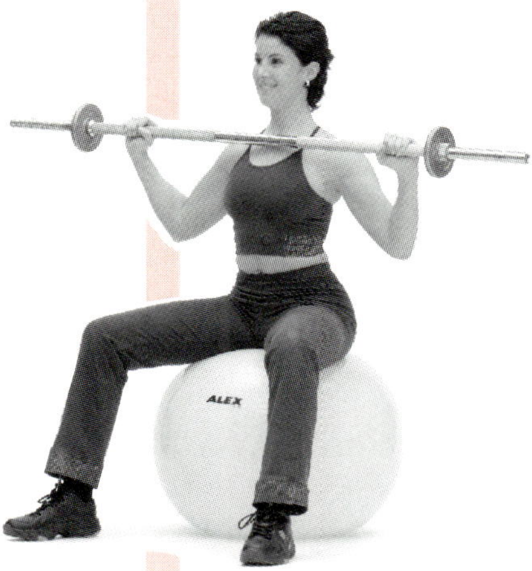

Frontdrücken (SM 9)

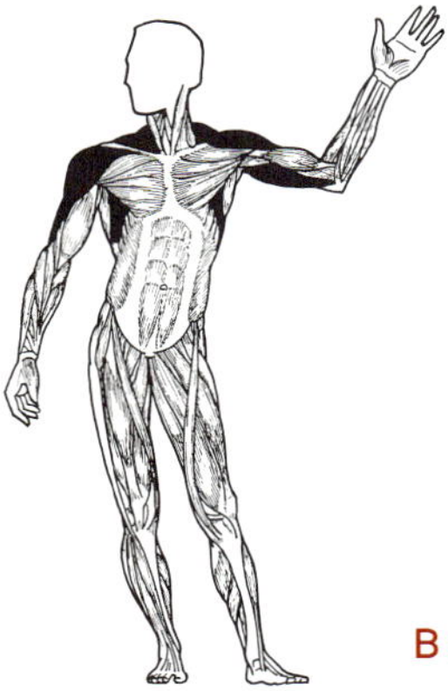

Übungsbeschreibung

1. Stehen Sie in weiter Schrittstellung. Der Oberkörper ist nach vorne geneigt und befindet sich mit dem hinteren Bein in einer Linie.
2. Die Arme sind in der Ausgangsposition in einem 90-Grad-Winkel neben dem Oberkörper fixiert.
3. In der Neutralgriffhaltung werden die Arme nach oben und nach vorne geführt.

Besonders zu beachten

- Strecken Sie die Arme nicht ganz durch.
- Halten Sie beim Anheben der Arme ausreichend Rumpfspannung.

Besonderer Nutzen dieser Übung

- Mit dieser Übung trainieren Sie Ihre Schultermuskulatur für Überkopfarbeiten im Alltag.

Trainierte Muskulatur

++ Deltamuskel
+ Dreiköpfiger Oberarmmuskel
+ Kapuzenmuskel
+ Vorderer Sägemuskel

Zielgruppe

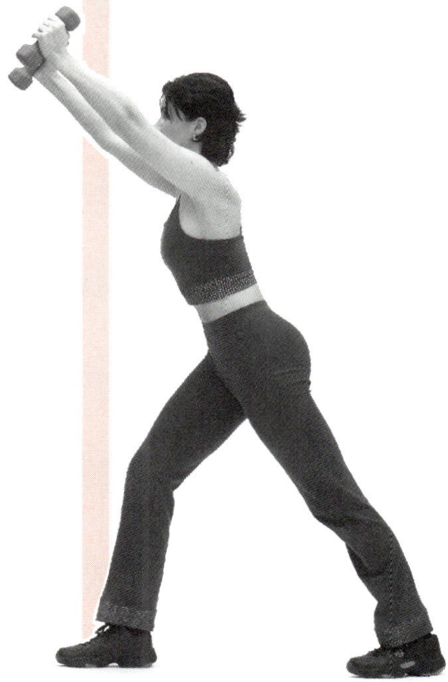

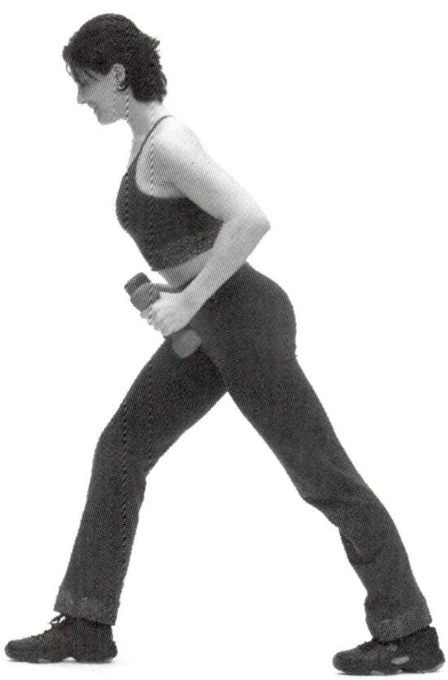

Power-Zug (SM 10)

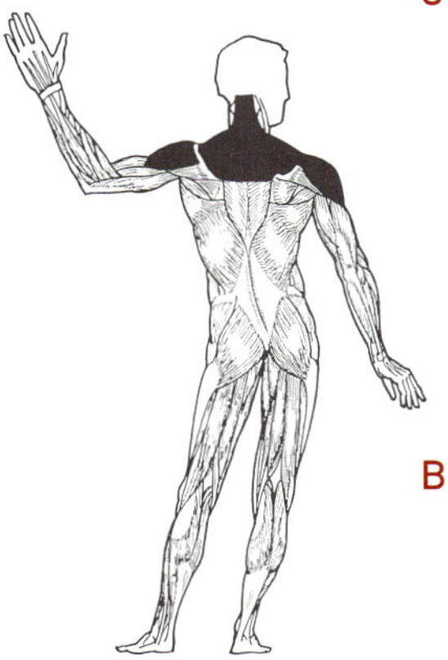

Übungsbeschreibung

1. Stehen Sie aufrecht etwa schulterbreit mit leicht angewinkelten Beinen.
2. Ziehen Sie eine Langhantel dicht am Körper nach oben in Richtung Kinn.
3. Ziehen Sie dabei die Schultern so hoch wie möglich.

Besonders zu beachten

- Stabilisieren Sie Ihren Oberkörper durch die Anspannung der Rumpfmuskulatur.
- Verkrampfen Sie nicht in den Schultern, indem Sie diese zu hoch ziehen.

Besonderer Nutzen dieser Übung

- Mit dieser komplexen Übung trainieren Sie Ihre Schultergürtelmuskulatur, besonders für das Anheben bzw. Hochziehen der Schulterblätter.

Trainierte Muskulatur

++ Schulterblattheber
++ Kapuzenmuskel
+ Deltamuskel

Zielgruppe

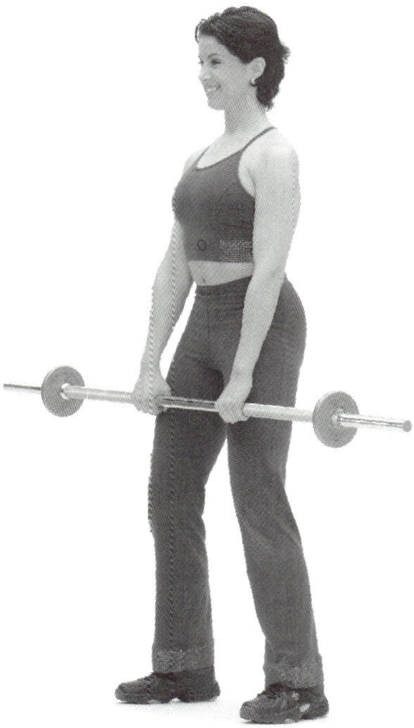

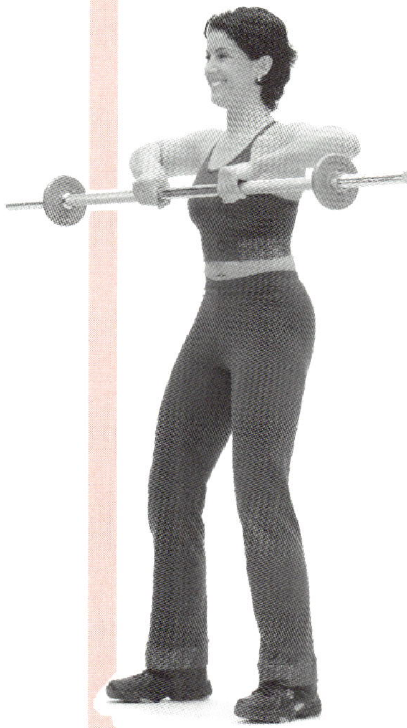

Langhantel-Außenrotation (SM 11)

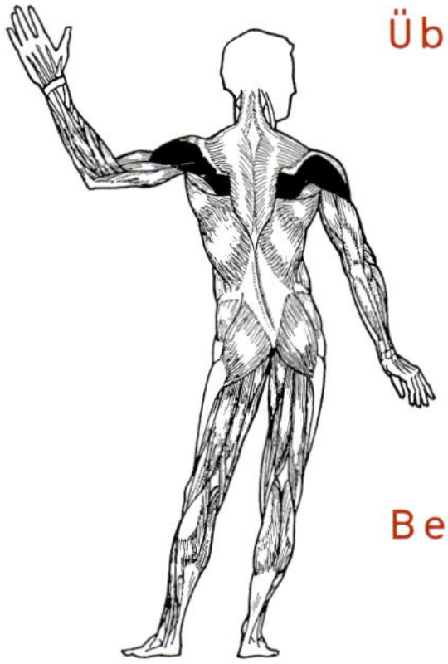

Übungsbeschreibung

1. Legen Sie im aufrechten Sitz den rechten Ellenbogen auf den rechten Oberschenkel. Der Unterarm ist nach innen gedreht.
2. Die rechte Hand umfasst das äußere Ende der Langhantelstange.
3. Rotieren Sie den Unterarm nach außen.

Besonders zu beachten

- Halten Sie das Handgelenk stabil.
- Bewegen Sie nur das Schultergelenk, der Winkel im Ellenbogengelenk wird nicht verändert.

Besonderer Nutzen dieser Übung

- Mit dieser Übung trainieren Sie die Muskeln der Rotatorenmanschette, die wesentlich zur Stabilisierung des Schultergelenkes beiträgt.

Trainierte Muskulatur

++ Untergrätenmuskel
+ Kleiner Rundmuskel
+ Deltamuskel

Zielgruppe

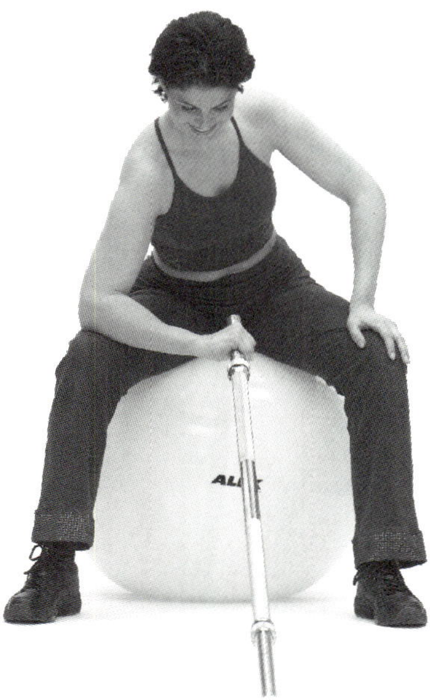

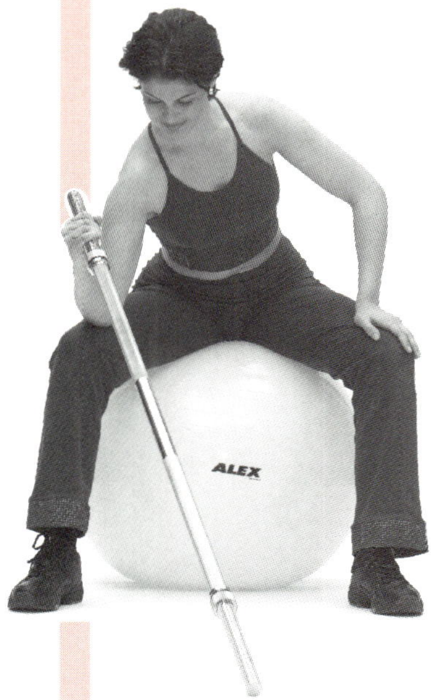

Kurzhantel Bankdrücken Fitball (BRM 1)

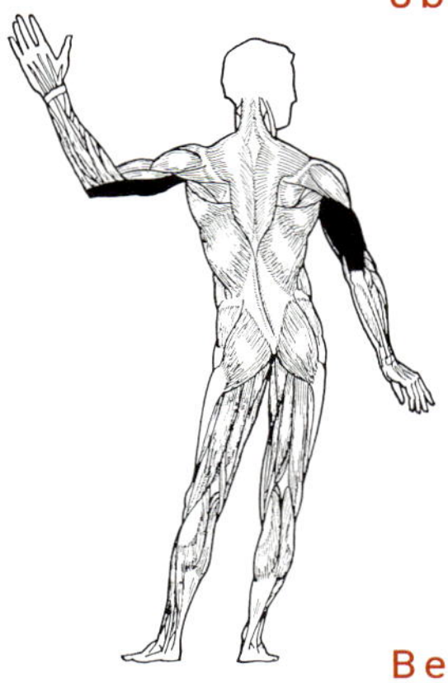

Übungsbeschreibung

1. Legen Sie sich in Rückenlage auf einen Fitball und fixieren Sie beide Füße fest auf dem Boden.
2. Winkeln Sie die Arme an. Die Unterarme zeigen senkrecht nach oben, die Ellenbogen befinden sich auf Schulterhöhe.
3. Führen Sie die Hanteln abwechselnd in einem Viertelkreis nach oben und wieder nach unten.

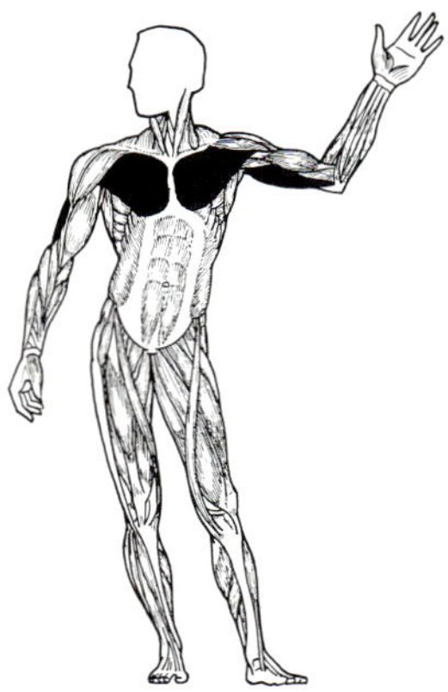

Besonders zu beachten

- Stabilisieren Sie den Körper auf dem Ball.
- Strecken Sie die Arme in der oberen Position nicht ganz durch und lassen Sie die Hantel nur bis auf die Waagrechte (Brusthöhe) ab.
- Das Kurzhanteldrücken erfordert im Vergleich zum Bankdrücken mit der Langhantel eine höhere Muskelarbeit (Koordination / Gleichgewicht) der mitwirkenden Muskulatur (Synergisten).
- Die Langhantelübung ist nur für Fortgeschrittene geeignet und sollte ggf. mit Partnerhilfe durchgeführt werden.

Besonderer Nutzen dieser Übung

- Mit dieser komplexen Oberkörperübung erreichen Sie für Ihre Brust-, Schulter- und Armstreckmuskulatur auch einen hohen koordinativen Trainingseffekt.

Trainierte Muskulatur

++ Brustmuskulatur
++ Oberarmrückseite (Dreiköpfiger Oberarmmuskel)
+ Vorderer Sägemuskel
+ Deltamuskel

Zielgruppe

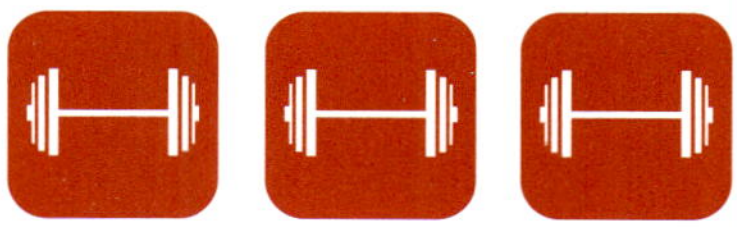

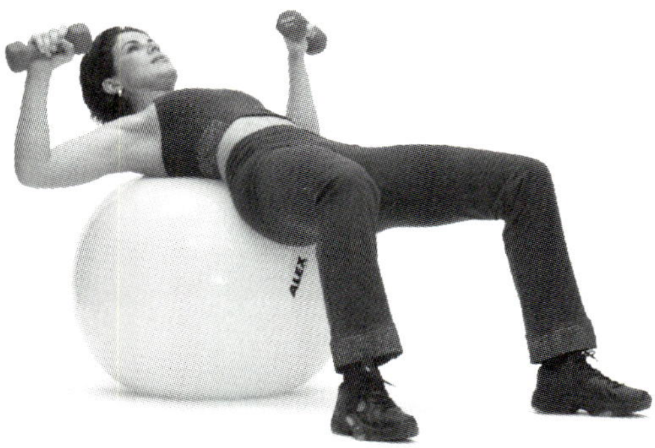

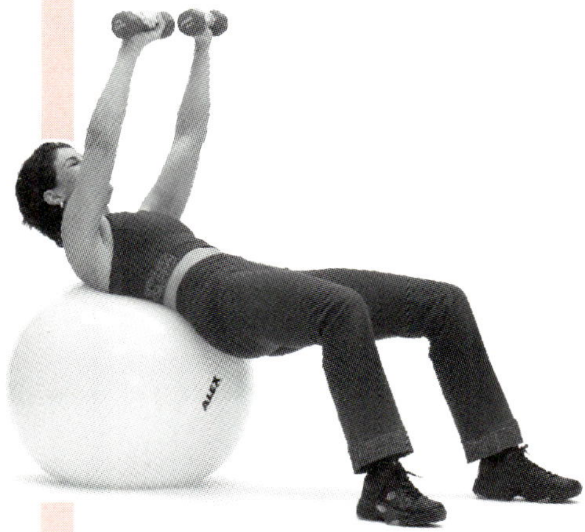

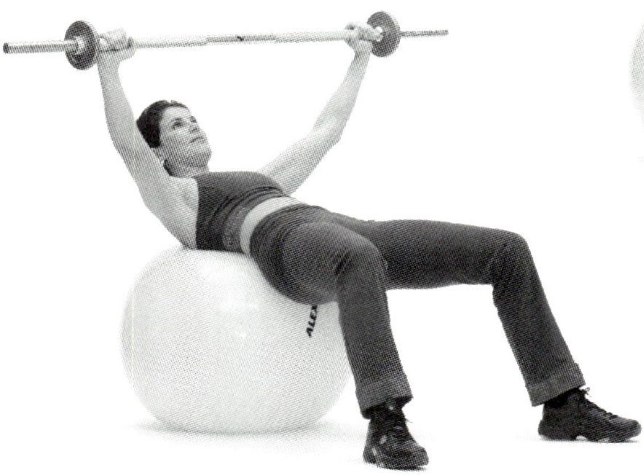

Bankdrücken Bodenlage (BRM 2)

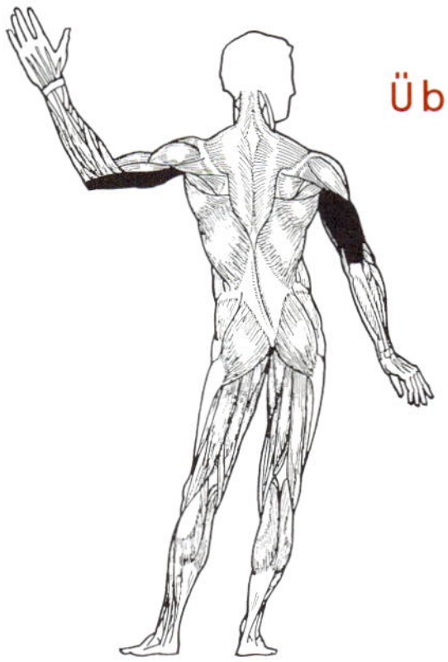

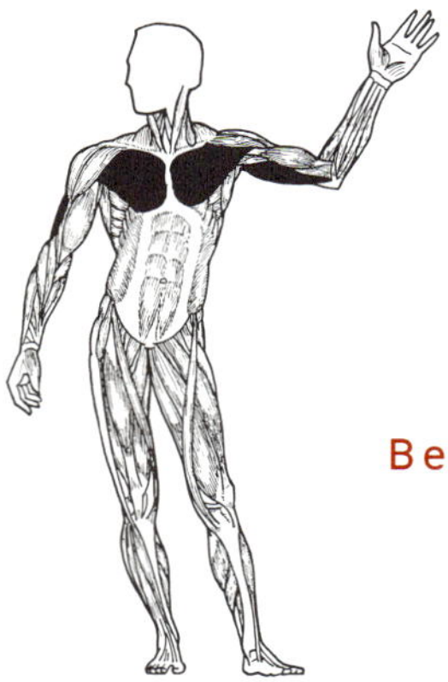

Übungsbeschreibung

1. Legen Sie sich in Rückenlage auf den Boden und stellen Sie die Füße am Boden ab bzw. heben Sie die Beine an.
2. Winkeln Sie die Arme an. Die Unterarme zeigen senkrecht nach oben, die Ellenbogen befinden sich auf Schulterhöhe.
3. Führen Sie die Hanteln beidseitig in einem Viertelkreis nach oben und wieder nach unten.
4. Alternativ können Sie die Übung auch mit der Langhantel durchführen. Hierzu halten Sie die Hantel in neutraler Griffbreite im Obergriff. Führen Sie die Ellenbogen in Richtung Brustkorb nach unten. Bevor die Arme den Boden berühren, wechseln Sie wieder die Bewegungsrichtung nach oben.

Besonders zu beachten

- Fixieren Sie die Lendenwirbelsäule auf der Unterlage.
- Strecken Sie die Arme in der oberen Position nicht ganz. Legen Sie in der unteren Position die Arme nicht auf dem Boden ab.
- Wenn Sie die Übung auf einer Hantelbank durchführen, erhöhen Sie den Bewegungsradius und intensivieren Sie die Übung.

Besonderer Nutzen dieser Übung

- Mit dieser Übung erreichen Sie eine alltagsnahe Kräftigung der Brustmuskulatur.

Trainierte Muskulatur

- ++ Brustmuskulatur
- ++ Oberarmrückseite (Dreiköpfiger Oberarmmuskel)
- \+ Vorderer Sägemuskel
- \+ Deltamuskel

Zielgruppe

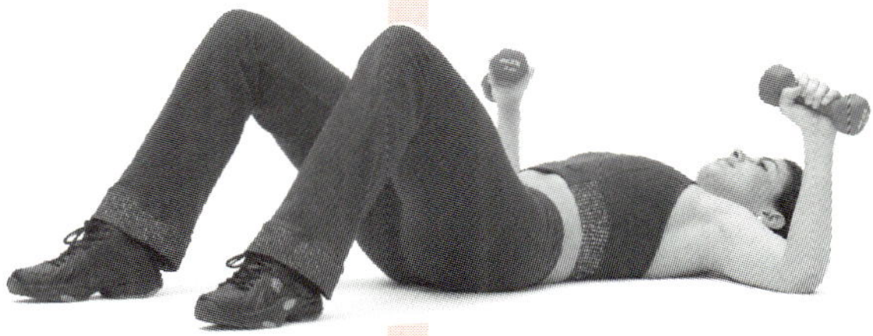

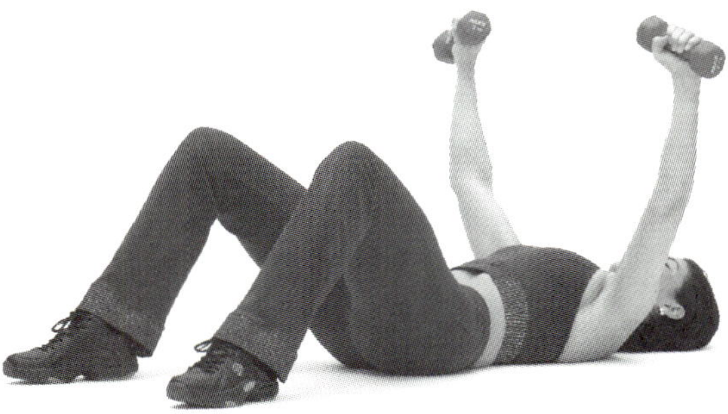

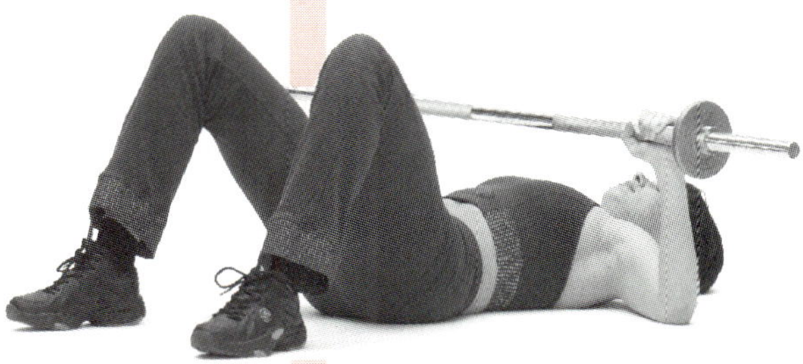

Überzüge Kurzhantel (BRM 3)

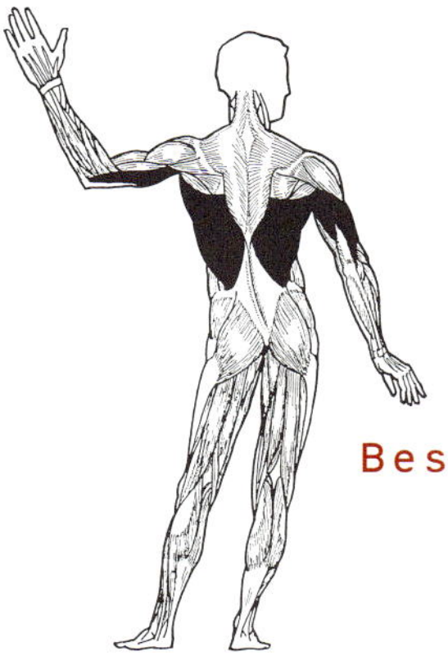

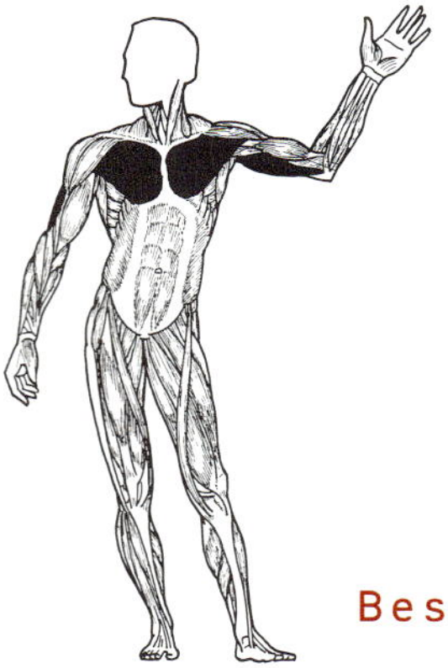

Übungsbeschreibung

1. Legen Sie sich in Rückenlage auf einen Fitnessball.
2. Fassen Sie eine Hantel mit beiden Händen vor dem Oberkörper.
3. Senken Sie die leicht angewinkelten Arme nach hinten und nach unten ab.

Besonders zu beachten

- Die Füße stehen fest auf dem Boden.
- Achten Sie darauf, dass kein Hohlkreuz entsteht. Durch das Heben des Brustkorbes kommt es zu einer weiterlaufenden Bewegung auf die Wirbelsäule.
- Bei gestreckten Armen sollte das Trainingsgewicht aufgrund des langen Hebels niedriger sein als bei den angewinkelten Armen.
- Lassen Sie die Oberarme nur bis auf die Waagrechte (Kopfhöhe) ab.
- Alternativ können Sie die Übung auch in Rückenlage auf dem Boden ausführen.

Besonderer Nutzen dieser Übung

- Mit dieser Übung trainieren Sie gleichzeitig die beiden größten Rumpfmuskeln (Breiter Rückenmuskel und die Brustmuskulatur).

Trainierte Muskulatur

++ Breiter Rückenmuskel

\+ Großer Brustmuskel

\+ Dreiköpfiger Oberarmmuskel

Zielgruppe

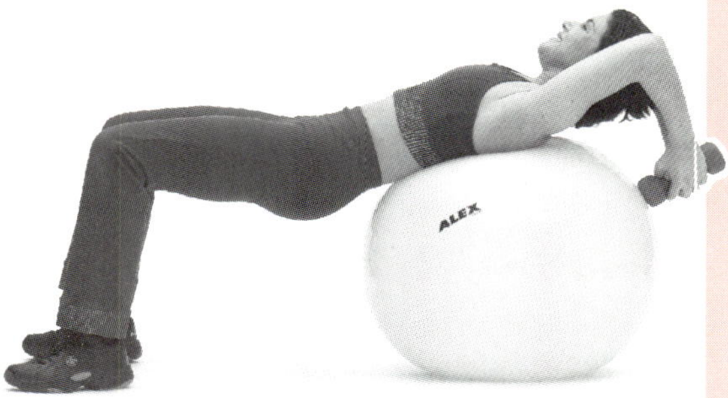

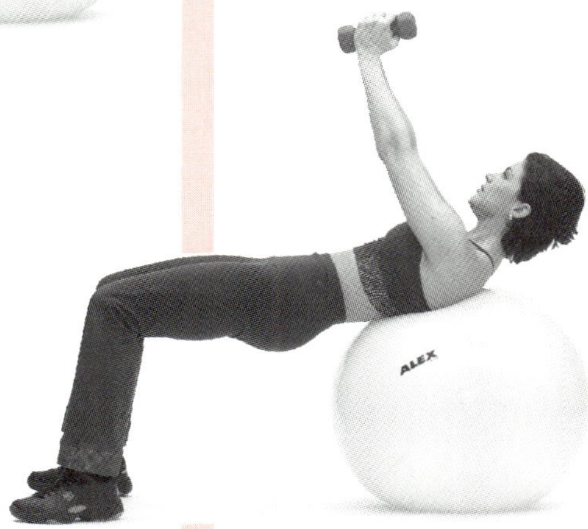

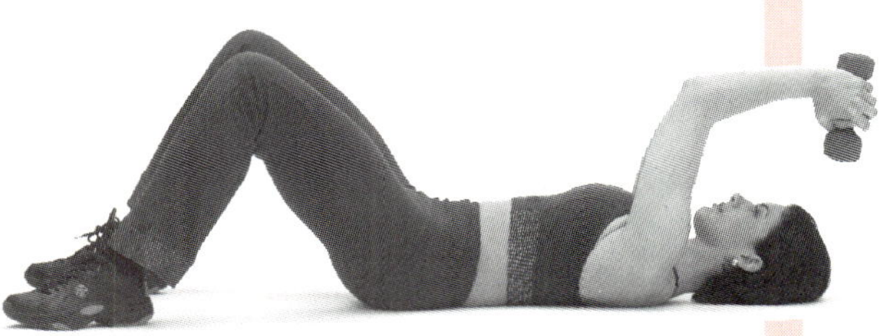

Kurzhantel-Armstrecken Rückenlage (AM 1)

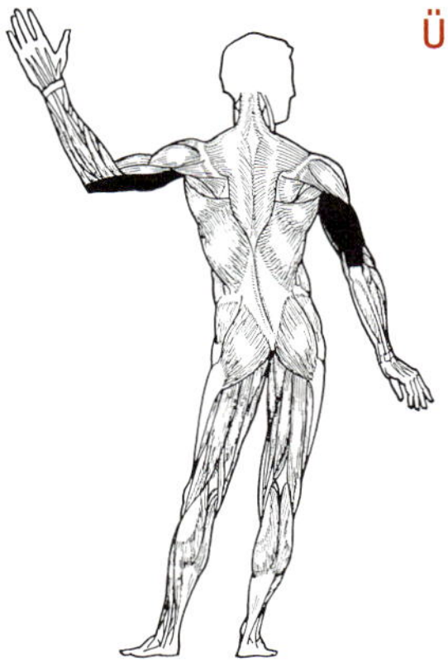

Übungsbeschreibung

1. Stellen Sie in Rückenlage beide Füße fest auf den Boden.
2. Fixieren Sie den linken Oberarm seitlich dicht am Kopf, der linke Ellenbogen zeigt nach vorne-oben.
3. Beugen und strecken Sie das Ellenbogengelenk und führen Sie die Hantel auf einem Viertelkreis nach unten und nach oben.
4. Alternativ können Sie die Übung auch mit einer Langhantel durchführen. Hierzu fassen Sie die Stange etwa schulterbreit. Beim Beugen und Strecken der Ellenbogengelenke zeigen beide Ellenbogen nach vorne-oben.

Besonders zu beachten

- Achten Sie stets auf eine stabile und korrekte Armhaltung.
- Fixieren Sie den Oberarm ggf. mit der anderen Hand.

Besonderer Nutzen dieser Übung

- Mit dieser Übung trainieren Sie in stabiler Rückenlage isoliert Ihre Muskeln der Oberarmrückseite und erreichen somit straffe Oberarme.

Trainierte Muskulatur

++ Dreiköpfiger Oberarmmuskel

Zielgruppe

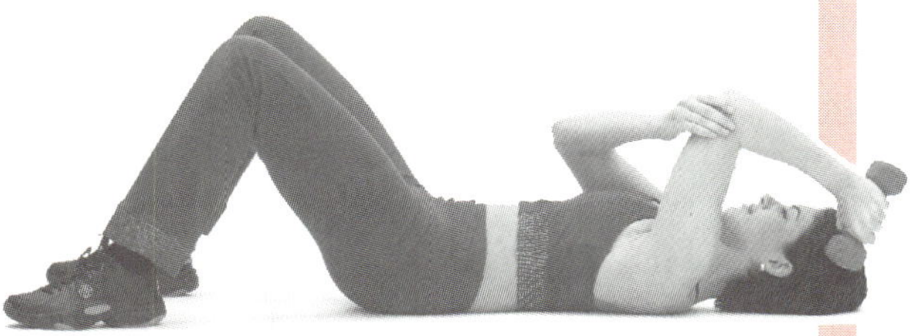

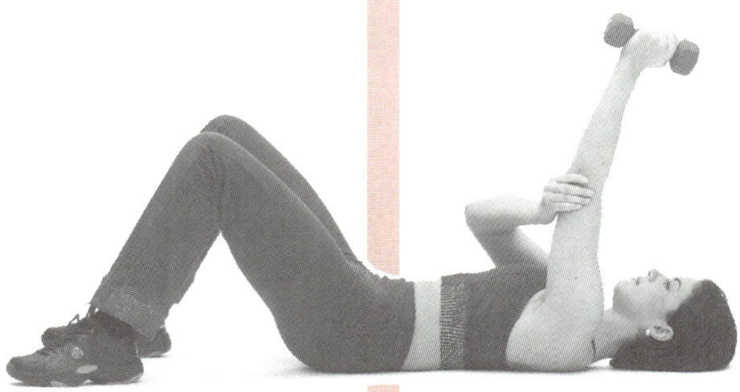

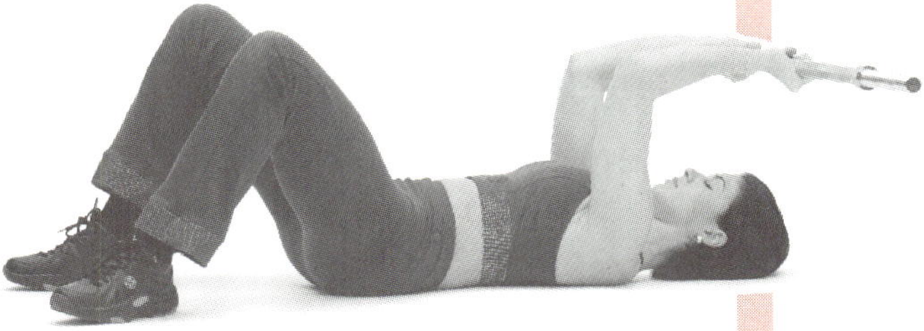

Kick Backs (AM 2)

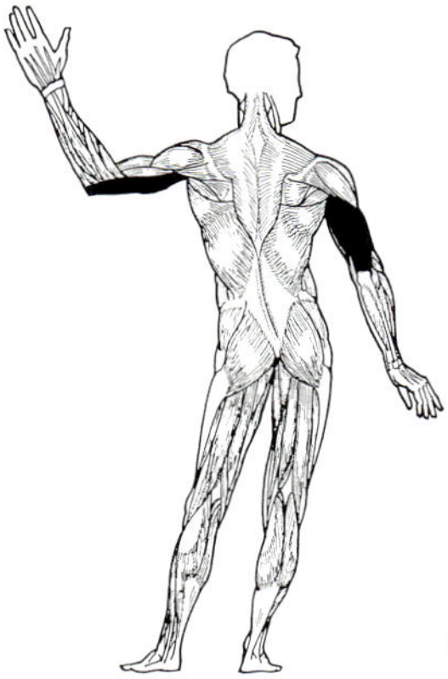

Übungsbeschreibung

1. In weiter Schrittstellung neigen Sie den Oberkörper so weit nach vorne, dass er mit dem hinteren Bein etwa eine Linie bildet. Das hintere Bein ist ganz gestreckt.
2. Der rechte Oberarm ist am Rumpf fixiert und das Ellenbogengelenk gebeugt.
3. Bei fixiertem rechtem Oberarm strecken Sie den Unterarm und die Hantel nach hinten und oben vom Körper weg.

Besonders zu beachten

- Achten Sie stets auf eine stabile und korrekte Oberkörperhaltung.
- Stützen Sie sich mit der anderen Hand am Oberschenkel ab.

Besonderer Nutzen dieser Übung

- Mit dieser Übung trainieren Sie isoliert Ihre Muskeln der Oberarmrückseite und erreichen somit straffe Oberarme.

Trainierte Muskulatur

++ Dreiköpfiger Oberarmmuskel

Zielgruppe

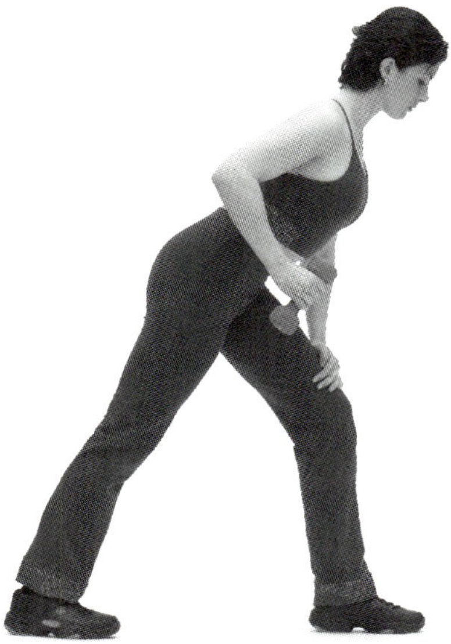

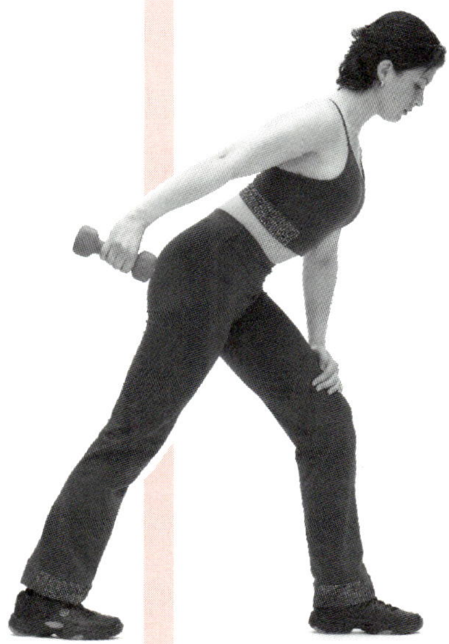

Konzentrationscurls (AM 3)

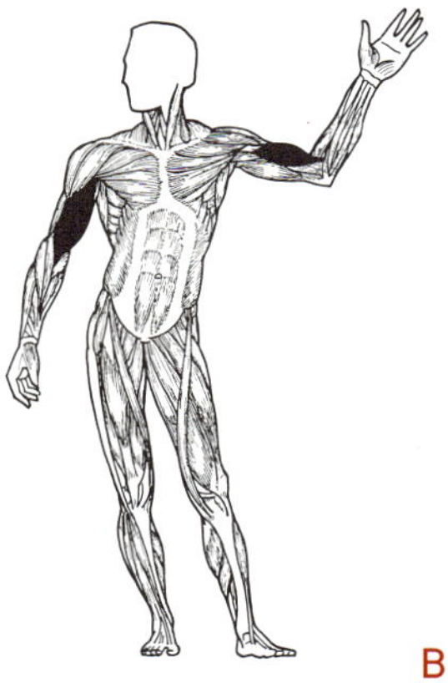

Übungsbeschreibung

1. Sitzen Sie mit leicht nach vorne geneigtem Oberkörper auf einem Fitnessball (Stuhl).
2. Fassen Sie die Kurzhantel mit der rechten Hand im Neutralgriff. Fixieren Sie den rechten Ellenbogen am rechten Oberschenkel.
3. Beugen und strecken Sie den rechten Arm.
4. Alternativ können Sie die Handhaltung während der Beugebewegung verändern (Start mit Neutralgriff, Ende in auswärts gedrehter Handstellung).

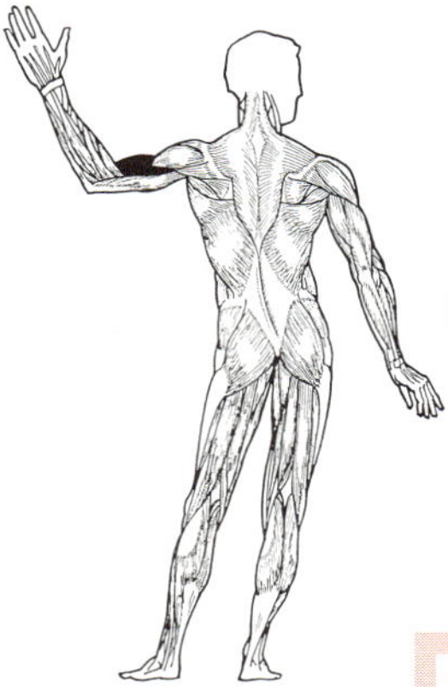

Besonders zu beachten

- Achten Sie stets auf eine korrekte und stabile Oberkörperhaltung.
- Fixieren Sie den Oberarm fest am Oberschenkel.

Besonderer Nutzen dieser Übung

- Mit dieser Übung trainieren Sie isoliert Ihre Muskeln der Oberarmvorderseite und erreichen somit straffe Oberarme.

Trainierte Muskulatur

++ Zweiköpfiger Oberarmmuskel
++ Oberarmspeichenmuskel
++ Armbeuger

Zielgruppe

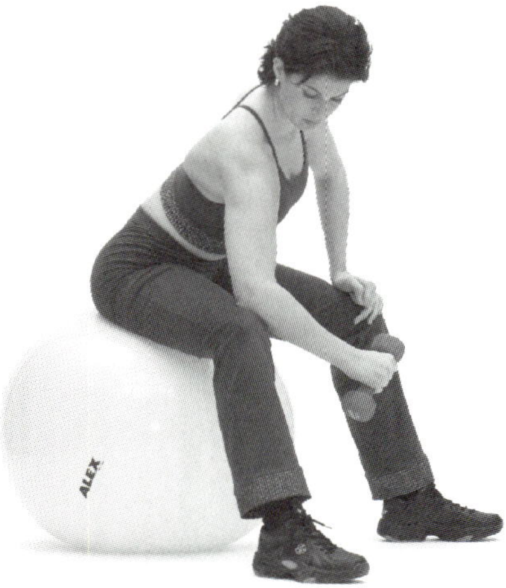

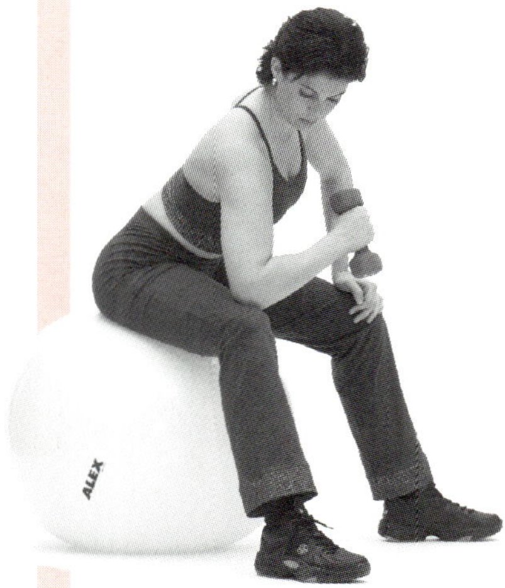

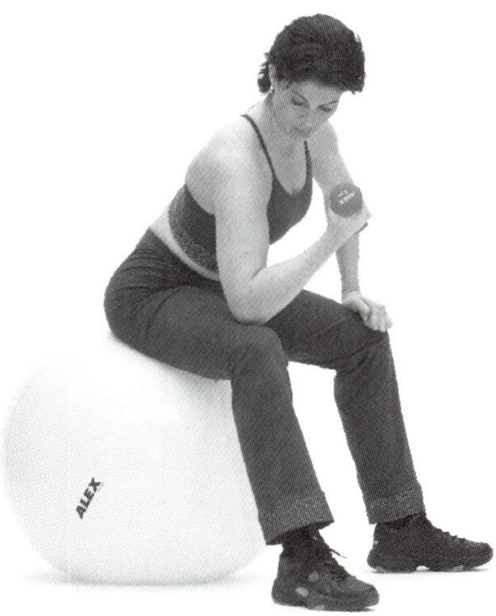

Langhantel-Curls (AM 4)

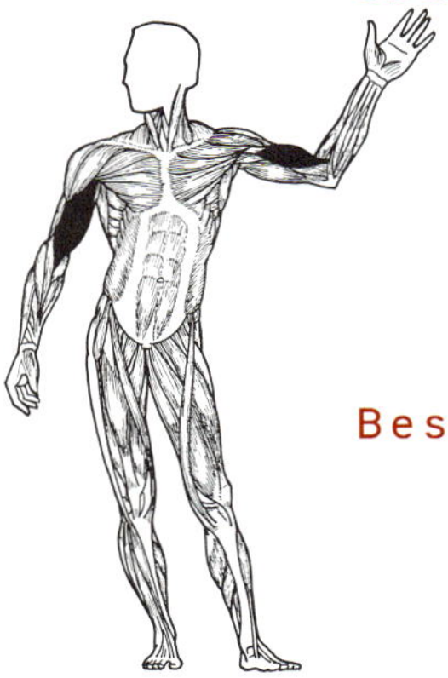

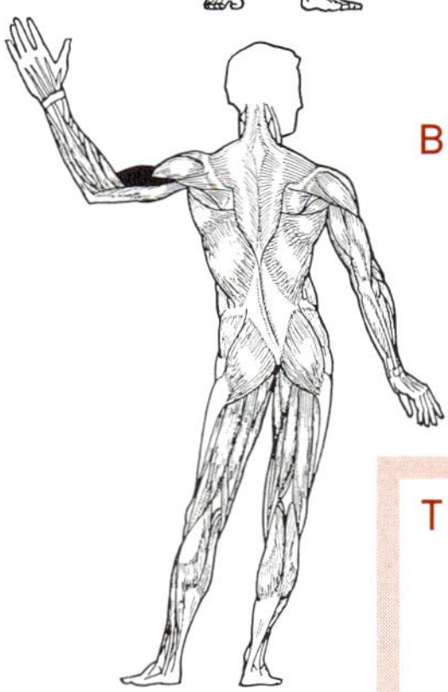

Übungsbeschreibung

1. Stehen Sie aufrecht in der Grundstellung.
2. Fassen Sie die Langhantel im Untergriff, halten Sie sie vor dem Körper in Höhe des Beckens.
3. Beugen und strecken Sie beide Arme.

Besonders zu beachten

- Achten Sie stets auf eine korrekte und stabile Oberkörperhaltung.
- Fixieren Sie die Oberarme fest am Oberkörper.

Besonderer Nutzen dieser Übung

- Mit dieser Übung trainieren Sie isoliert die Muskeln der Oberarmvorderseite und erreichen somit straffe Oberarme.

Trainierte Muskulatur

++ Zweiköpfiger Oberarmmuskel
++ Oberarmspeichenmuskel
++ Armbeuger

Zielgruppe

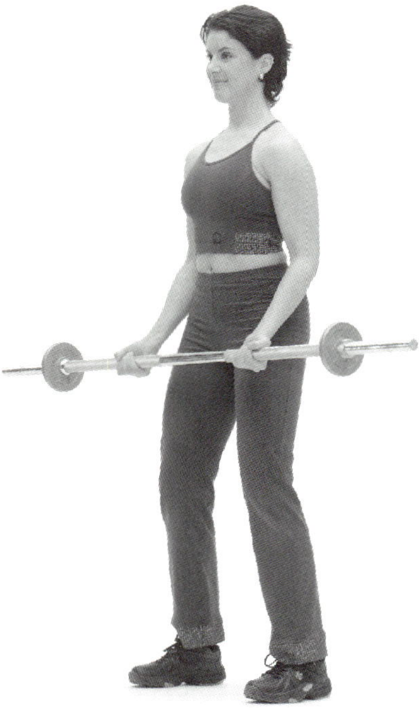

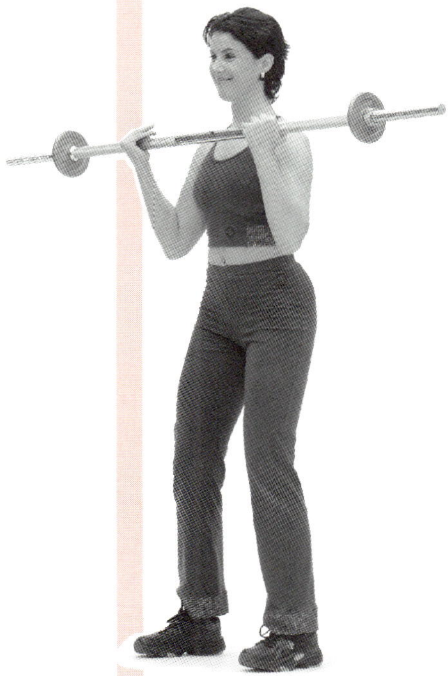

Gesäß- und Beinmuskulatur (untere Extremitäten)

Ausfallschrittkniebeuge (BEM 1)

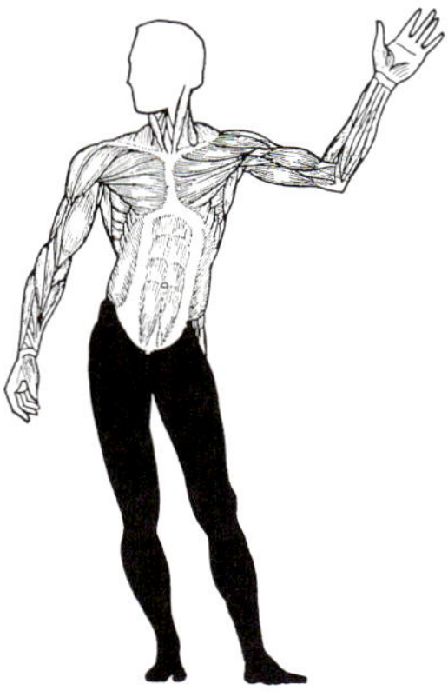

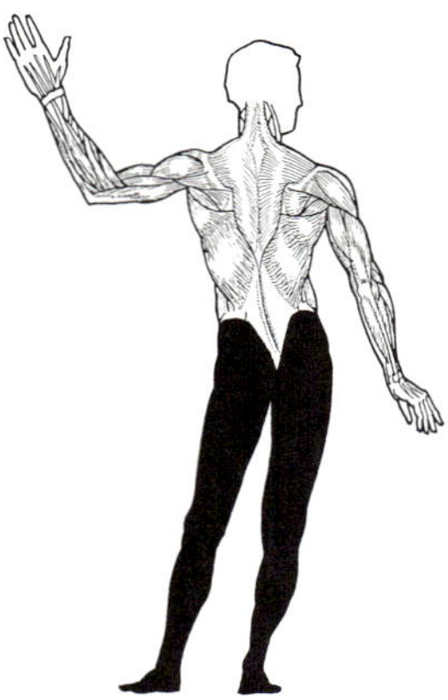

Übungsbeschreibung

1. Stehen Sie stabil in leichter Schrittstellung.
2. Halten Sie beide Arme leicht gebeugt neben dem Körper.
3. Beugen und strecken Sie die Beine.
4. Alternativ können Sie diese Übung auch mit einer Langhantel durchführen. Hierzu fassen Sie die Langhantel etwas weiter als schulterbreit und legen Sie sie hinter dem Kopf auf den Schultern ab.

Besonders zu beachten

- Stabilisieren Sie sich durch ein leichtes Versetzen der Füße.
- Achten Sie auf eine aufrechte und stabile Oberkörperhaltung.
- Führen Sie das Knie des vorderen Beines nicht über die Zehenspitzen (kein spitzer Winkel im vorderen Bein!).

Besonderer Nutzen dieser Übung

- Bei dieser Übung werden gleichzeitig die beiden größten Muskelgruppen der unteren Extremitäten (die Oberschenkelmuskulatur und die Gesäßmuskulatur) gekräftigt.

Trainierte Muskulatur

++ Wadenmuskulatur
++ Hüftstreckmuskulatur (Gesäßmuskulatur, Muskulatur der Oberschenkelrückseite)
+ Wadenmuskulatur

Zielgruppe

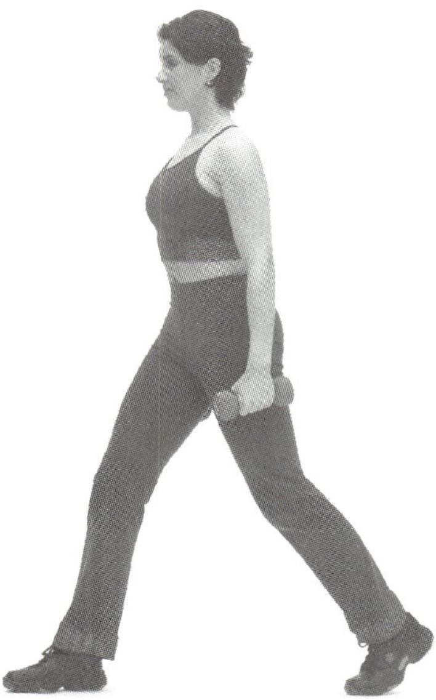
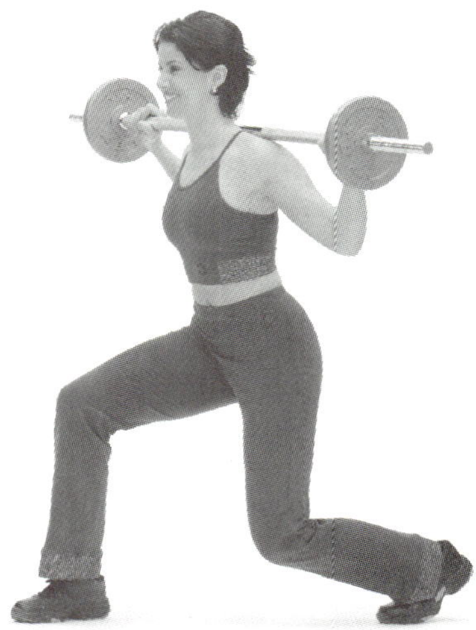
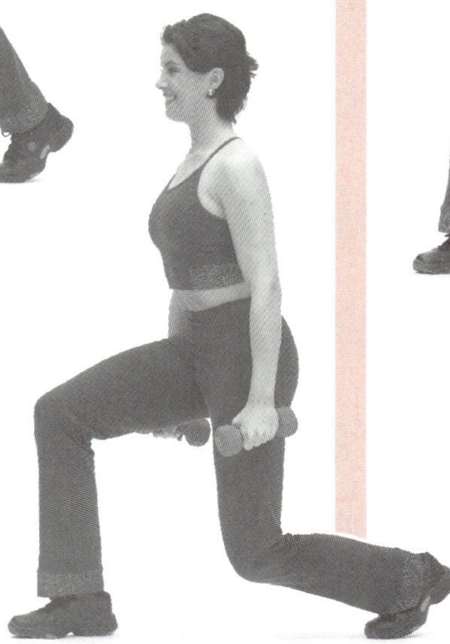

Parallelkniebeugen mit Kurzhanteln (BEM 2)

Übungsbeschreibung

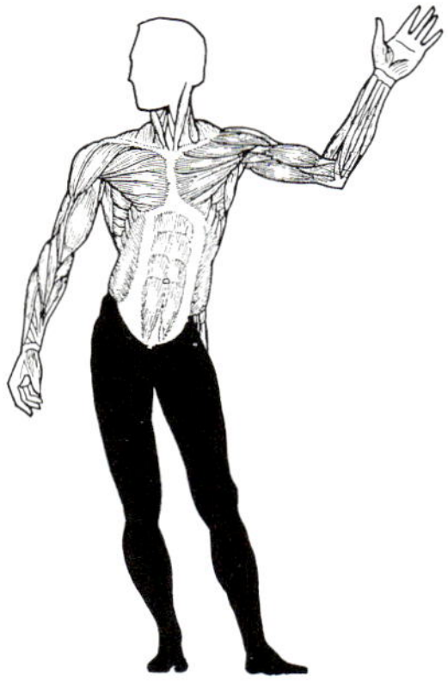

1. Stehen Sie im Parallelstand mindestens hüftbreit.
2. Halten Sie den Oberkörper in normaler physiologischer Stellung.
3. Beugen Sie die Beine, schieben Sie das Steißbein nach hinten und neigen Sie gleichzeitig den Oberkörper nach vorne («Bücken»). Dabei führen Sie die gestreckten Arme mit den Hanteln nach vorne-oben, in Verlängerung der Wirbelsäule.
4. Bewegen Sie das Brustbein nach vorne-oben und strecken Sie gleichmäßig Hüft-, Knie- und Sprunggelenk. Führen Sie dabei die Arme nach unten neben den Körper.

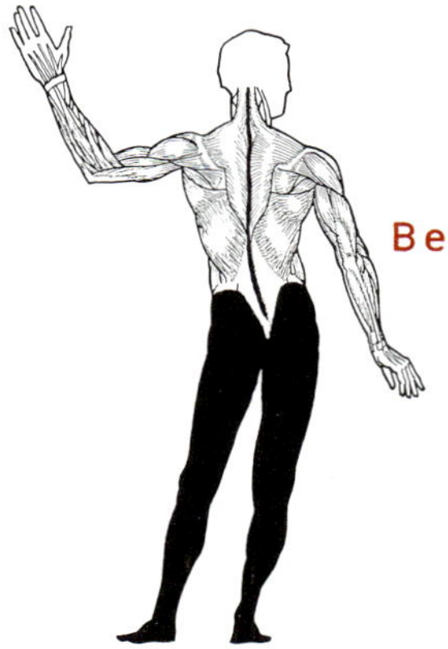

Besonders zu beachten

- Beugen Sie die Beine um etwa 90 Grad, führen Sie die Knie nicht über die Zehenspitzen. Tiefere Kniebeugen aktivieren die Muskulatur stärker, sind aber nur für trainierte Personen empfehlenswert.
- Fixieren Sie die Schulterblätter während der gesamten Übung an der Wirbelsäule.
- Achten Sie auf eine stabile Oberkörperhaltung (gerader Rücken), blicken Sie geradeaus.
- Je senkrechter die Oberkörperhaltung, desto höher ist die Belastung für den Schenkelstrecker.

Besonderer Nutzen dieser Übung

- Diese Übung wirkt sich positiv auf den Krafteinsatz bei Alltagsbewegungen wie z. B. das Bücken oder das Aufheben von Gegenständen aus.

Trainierte Muskulatur

++ Vierköpfiger Oberschenkelmuskel
++ Hüftstreckmuskulatur (Gesäßmuskulatur, Muskulatur der Oberschenkelrückseite)
\+ Wadenmuskulatur
\+ Rückenstreckmuskulatur

Zielgruppe

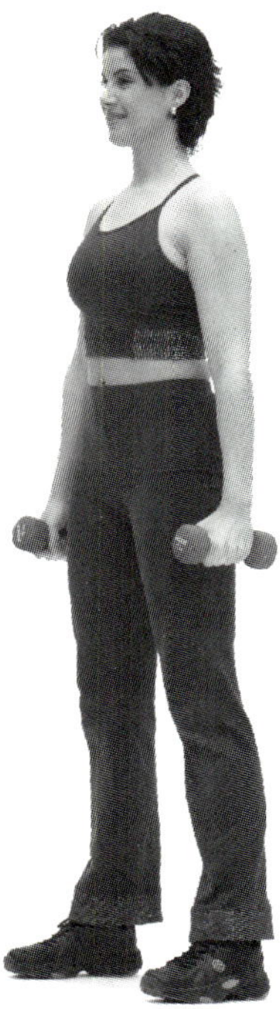

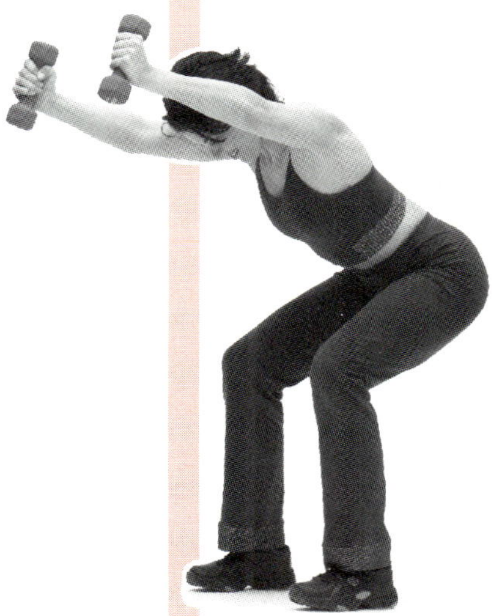

Parallelkniebeugen mit der Langhantel (BEM 3)

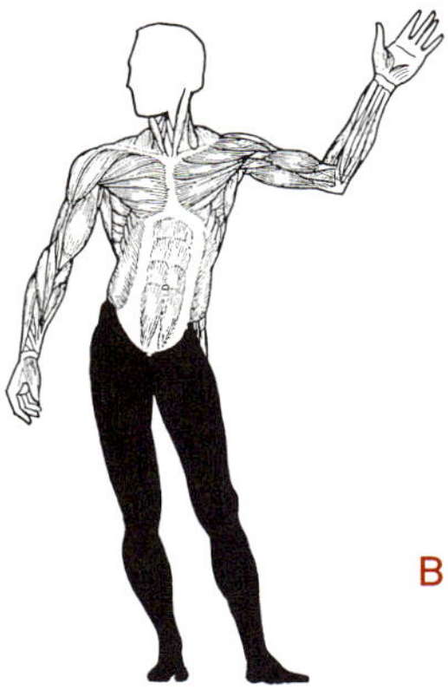

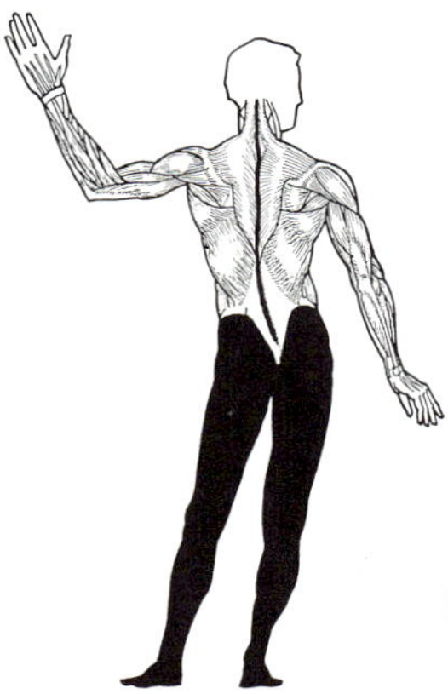

Übungsbeschreibung

1. Stehen Sie im parallelen Stand mindestens hüftbreit.
2. Halten Sie den Oberkörper in normaler physiologischer Stellung.
3. Die Langhantel ist hinter dem Kopf auf den Schultern fixiert.
4. Beugen Sie die Beine bis maximal auf die Waagrechte («Kniebeugen»).

Besonders zu beachten

- Achten Sie auf eine stabile Oberkörperhaltung (gerader Rücken), blicken Sie geradeaus.
- Beugen Sie die Beine um maximal 90 Grad, führen Sie die Knie nicht über die Zehenspitzen.
- Fixieren Sie während der gesamten Übung die Schulterblätter an der Wirbelsäule.
- Wenn Sie mit höheren Gewichten üben, können Sie die Stabilisation der Wirbelsäule mit einem Gewichthebergürtel unterstützen.

Besonderer Nutzen dieser Übung

- Mit dieser Übung trainieren Sie sehr effektiv die komplette Oberschenkel- und Hüftstreckmuskulatur und haltend (statisch) die Rückenmuskulatur.

Trainierte Muskulatur

++ Vierköpfiger Oberschenkelmuskel
++ Hüftstreckmuskulatur (Gesäßmuskulatur, Muskulatur der Oberschenkelrückseite)
+ Wadenmuskulatur
+ Rückenstreckmuskulatur

Zielgruppe

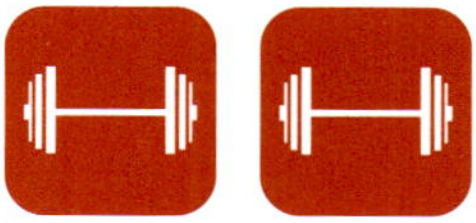

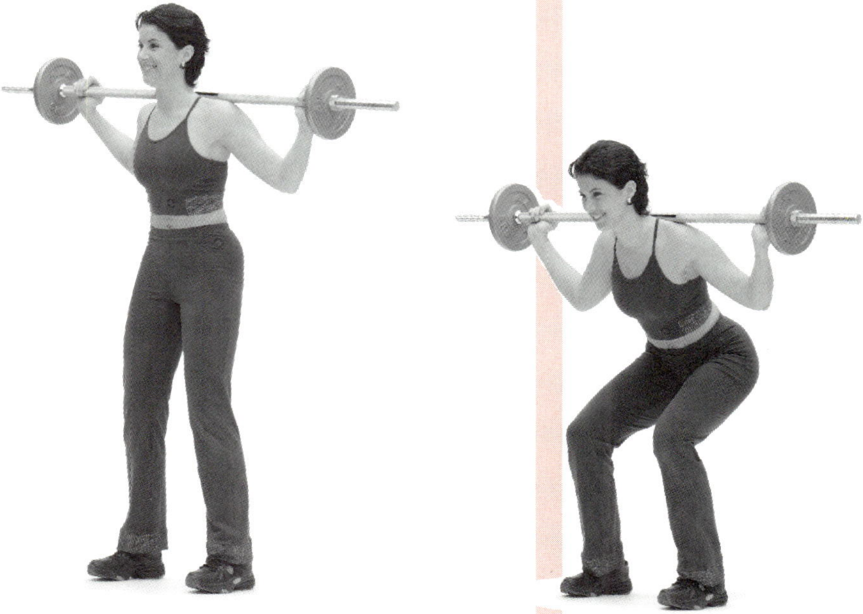

Dynamisches Achterkreisen (BEM 4)

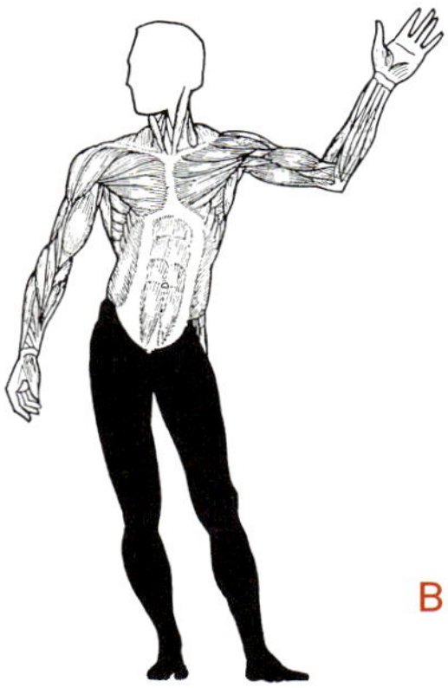

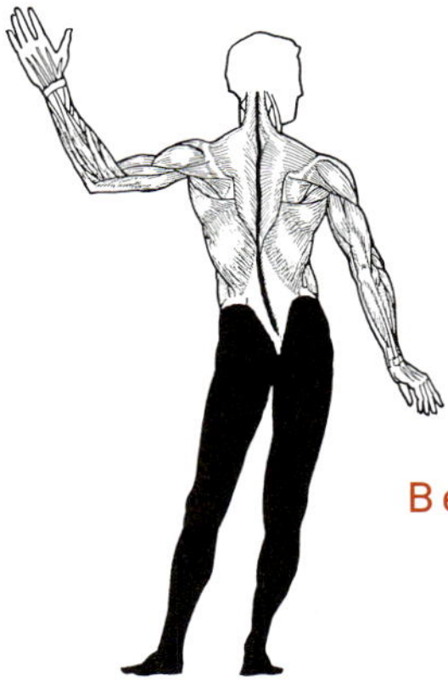

Übungsbeschreibung

1. Stehen Sie im Grätschstand, die Füße zeigen leicht nach außen.
2. Führen Sie den Oberkörper in physiologischer Stellung diagonal nach vorne.
3. Übergeben Sie nun die Kurzhantel in dynamischen Achterkreisen vor bzw. hinter den Knien.
4. Beugen Sie die Beine bis maximal auf die Waagrechte.

Besonders zu beachten

- Achten Sie auf eine stabile Oberkörperhaltung (gerader Rücken) mit dem Kopf in Verlängerung der Wirbelsäule.
- Beugen Sie die Beine um maximal 90 Grad und die Knie nicht über die Zehenspitzen.
- Dynamischer gestalten Sie die Übung, indem Sie Ihren Körper mit der Hantelbewegung nach rechts und nach links verschieben.

Besonderer Nutzen dieser Übung

- Mit dieser Übung trainieren Sie haltend (statisch) die Rückenmuskulatur.

Trainierte Muskulatur

++ Vierköpfiger Oberschenkelmuskel
++ Hüftstreckmuskulatur (Gesäßmuskulatur, Muskulatur der Oberschenkelrückseite)
\+ Wadenmuskulatur
\+ Rückenstreckmuskulatur

Zielgruppe

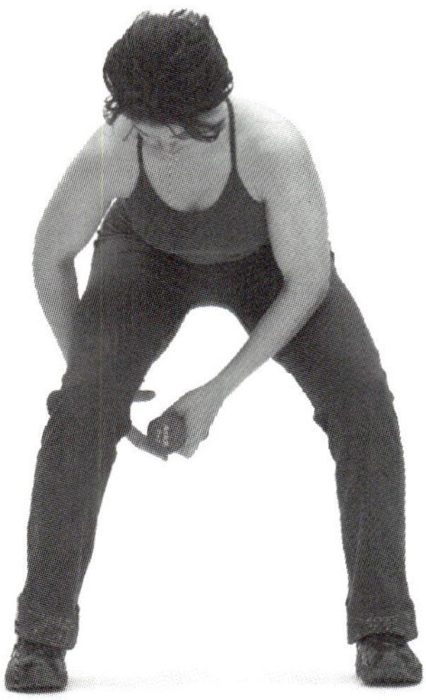

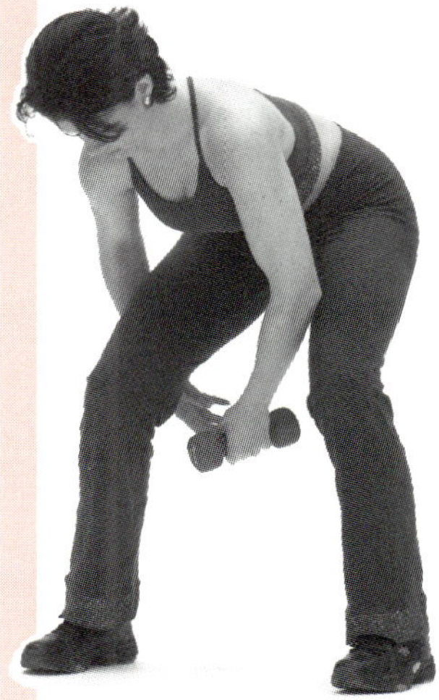

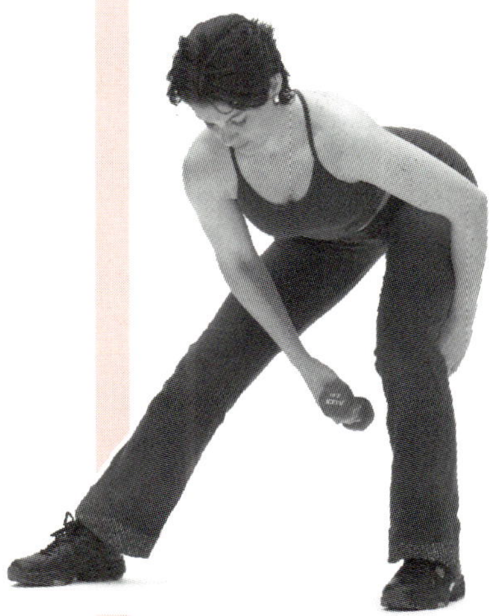

Wadenheben (BEM 5)

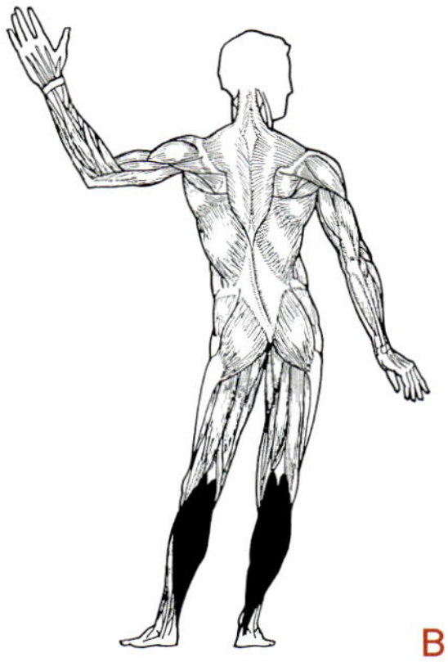

Übungsbeschreibung

1. Stehen Sie stabil auf einem Bein. Mit einer Hand stabilisieren Sie sich an einem Stuhl (Wand), in der anderen Hand halten Sie eine oder zwei Hanteln.
2. Halten Sie den Rücken in physiologischer Stellung.
3. Heben Sie die Ferse bis zum Ballenstand.
4. Senken Sie die Ferse dann langsam wieder ab, bis sie den Boden berührt.

Besonders zu beachten

- Halten Sie den Körper ruhig und aufrecht.
- Bei zu hoher Belastung besteht Krampfgefahr.

Besonderer Nutzen dieser Übung

- Mit Hilfe dieser Übung können Sie Ihre Wade stärken und formen.

Trainierte Muskulatur

++ Wadenmuskulatur

Zielgruppe

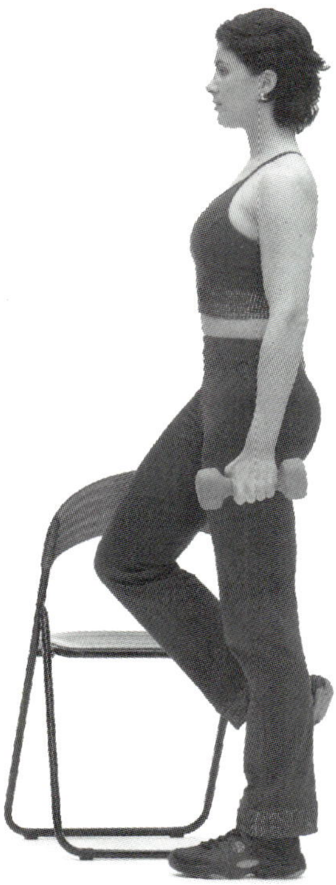

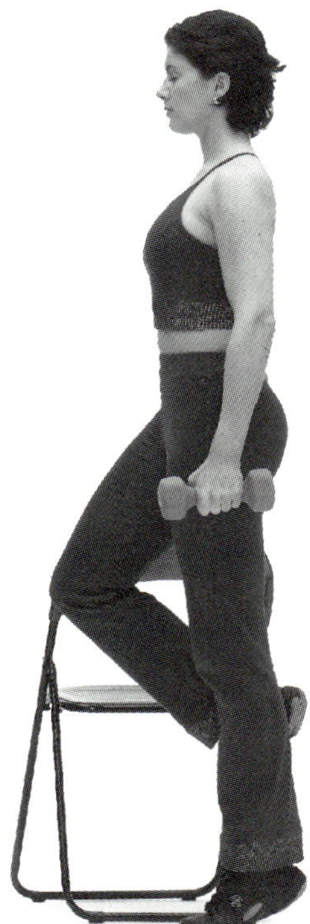

Abduktion Seitenlage (BEM 6)

Übungsbeschreibung

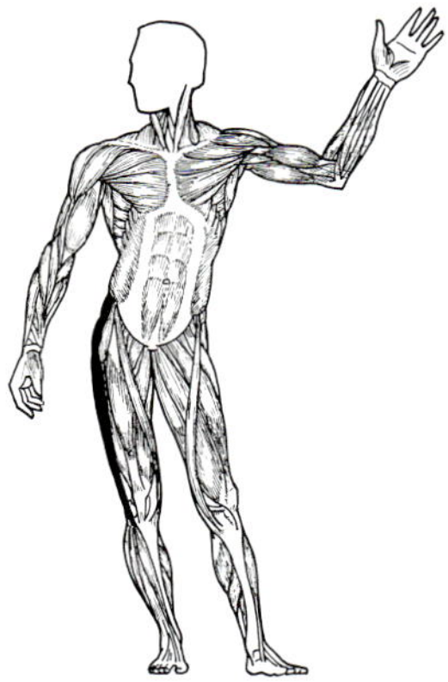

1. Legen Sie sich in die Seitenlage und halten Sie die Hanteln auf dem oberen Bein. Drehen Sie die Zehen des oberen Beines leicht nach unten.
2. Heben und senken Sie das Bein im Wechsel («Abduktion»).
3. Sie können diese Übung auch mit der Langhantel ausführen. Dazu legen Sie ein Hantelende auf den oberen Oberschenkel und das andere Ende fixieren Sie mit der Hand am Boden.

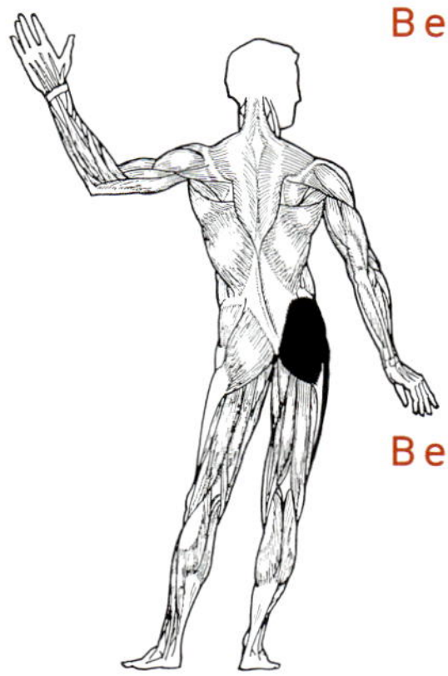

Besonders zu beachten

- Das obere Bein befindet sich in der Verlängerung des Oberkörpers.
- Schieben Sie die Hüfte nach vorne, d. h., drehen Sie in der Seitenlage die Hüfte nicht nach hinten.

Besonderer Nutzen dieser Übung

- Diese Übung bearbeitet besonders die «Problemzonen» Gesäß und Oberschenkel.

Trainierte Muskulatur

++ Abduktoren

Zielgruppe

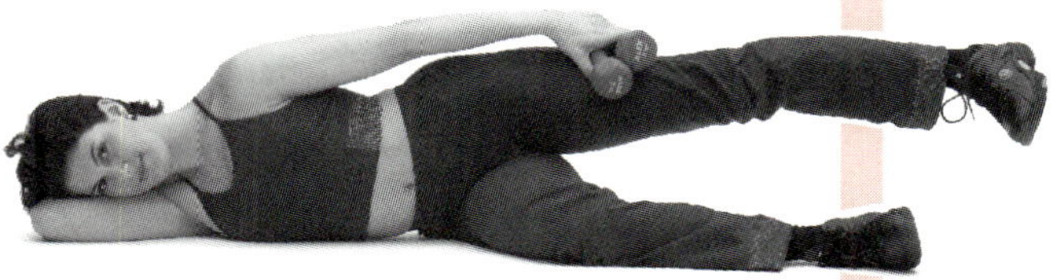

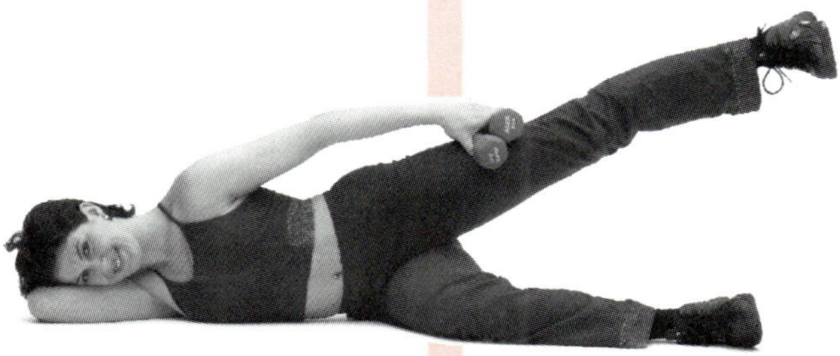

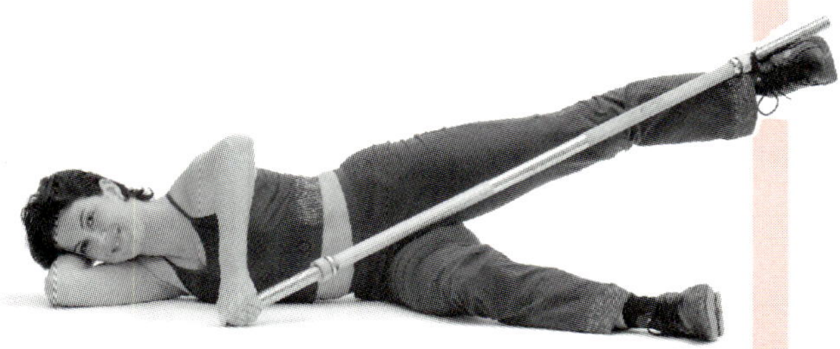

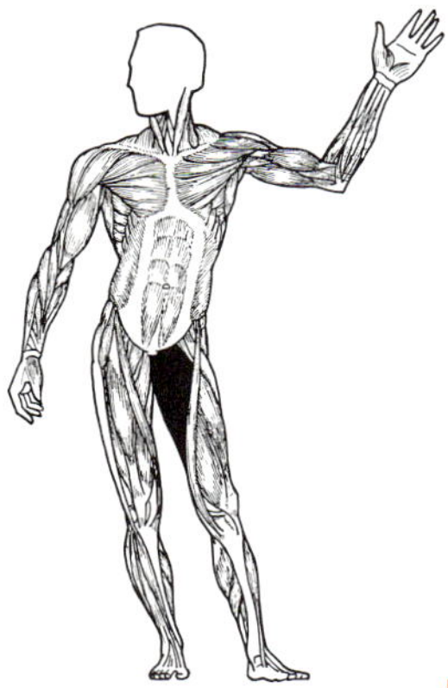

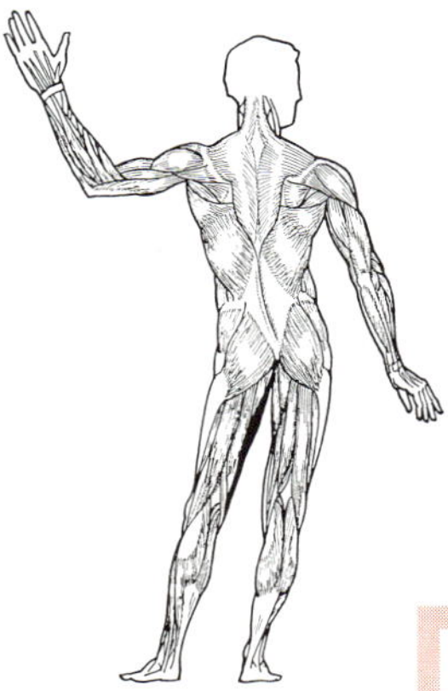

Adduktion Seitenlage (BEM 7)

Übungsbeschreibung

1. Legen Sie sich in die Seitenlage und winkeln Sie das obere Bein an.
2. Halten Sie die Hanteln mit der oberen Hand auf dem unteren Oberschenkel.
3. Heben und senken Sie das untere Bein.
4. Sie können diese Übung auch mit der Langhantel ausführen. Dazu legen Sie ein Hantelende auf die Innenseite des unteren Fußes, und das andere Ende fixieren Sie mit der Hand am Boden.

Besonders zu beachten

- Das untere Bein befindet sich in Verlängerung zum Oberkörper.
- Schieben Sie die Hüfte nach vorne, drehen Sie die Hüfte nicht nach hinten.

Besonderer Nutzen dieser Übung

- Diese Übung bearbeitet besonders die «Problemzone» Oberschenkelinnenseite.

Trainierte Muskulatur

++ Adduktoren (langer, kurzer und großer Schenkelanzieher)
++ Kammmuskel
++ Schlanker Muskel

Zielgruppe

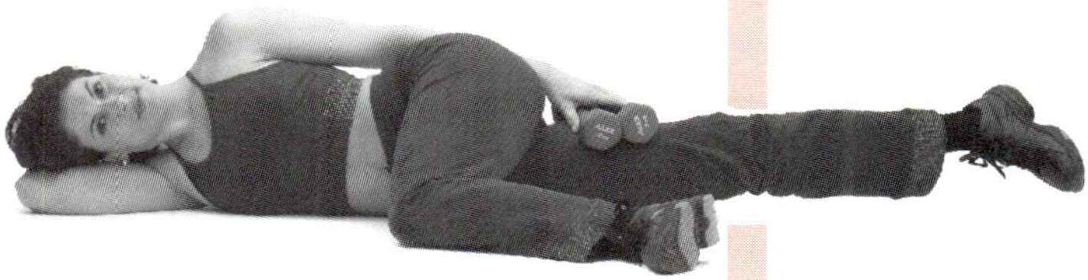

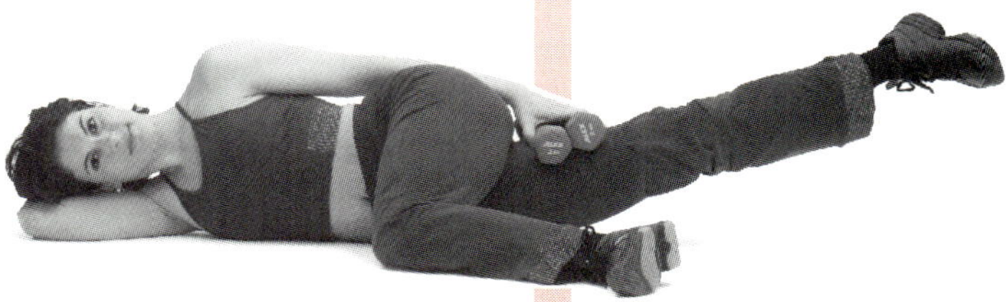

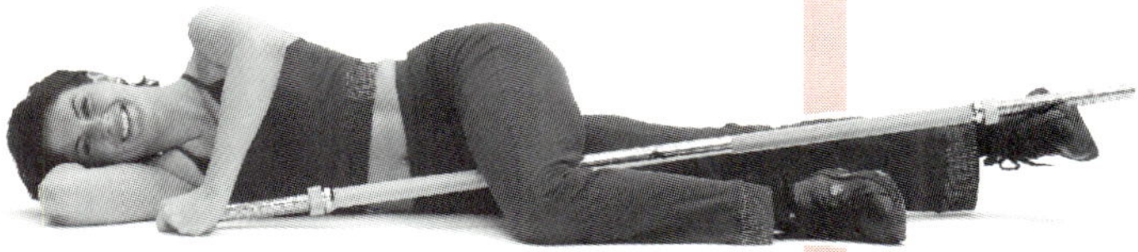

Beinheben reverse (GM 1)

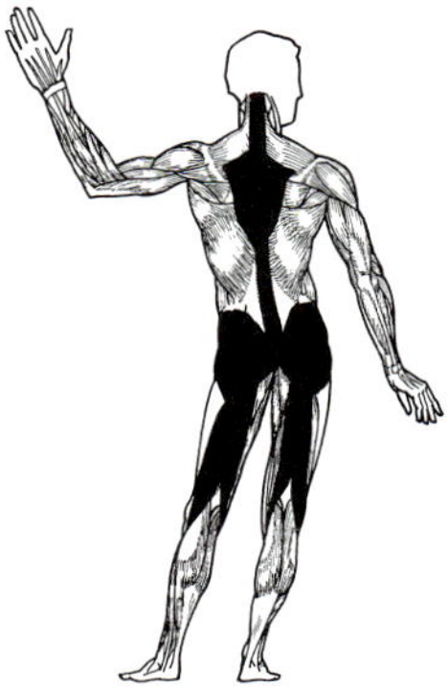

Übungsbeschreibung

1. Stützen Sie sich auf Knie und Unterarme (Unterarmstütz). Klemmen Sie eine Hantel in die Kniekehlen.
2. Spannen Sie die Rumpfmuskulatur an, halten Sie den Rücken gerade.
3. Führen Sie das gebeugte Bein nach oben, bis Oberschenkel und Oberkörper eine Linie bilden.
4. Senken und heben Sie wechselweise das Bein («Beinheben reverse»).
5. Alternativ bewegen Sie das Bein in der Hüftstreckung (obere Beinposition) in kleinen Bewegungsamplituden.

Besonders zu beachten

- Drehen Sie das Becken nicht auf. Zur Kontrolle können Sie kurz eine Hand auf Ihr «Kreuz» (Lendenwirbelsäule) legen.
- Halten Sie den Kopf in Verlängerung der Wirbelsäule.
- Bei zu stark angewinkeltem Unterschenkel besteht Krampfgefahr.

Besonderer Nutzen dieser Übung

- Diese Übung bearbeitet besonders die «Problemzone» Gesäß und trainiert haltend (statisch) die Rumpfmuskulatur.

Trainierte Muskulatur

++ Gesäßmuskulatur

++ Hintere Oberschenkelmuskulatur

Zielgruppe

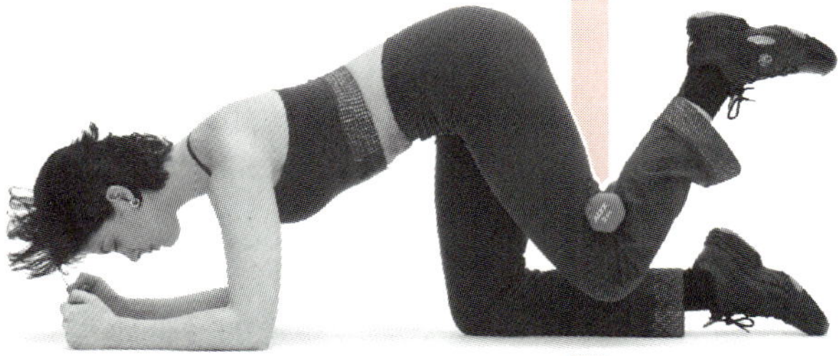

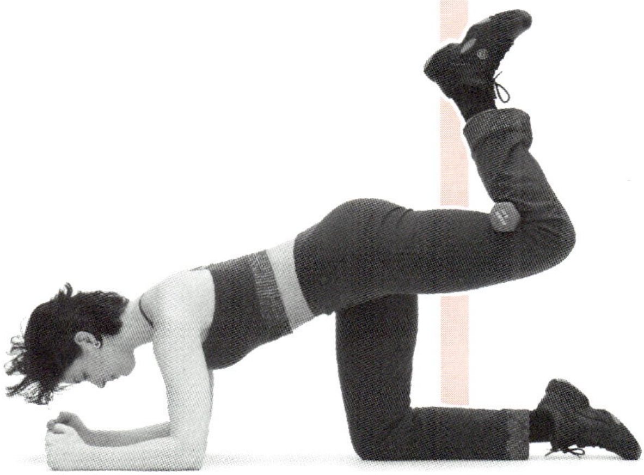

Schulterbrücke (GM 2)

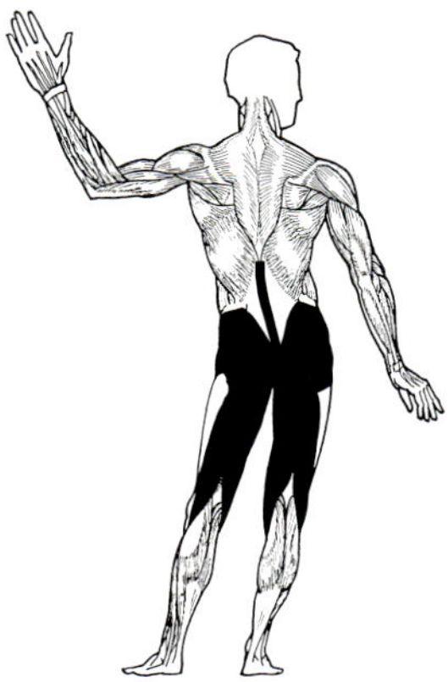

Übungsbeschreibung

1. Winkeln Sie in Rückenlage die Beine an. Legen Sie die Hanteln auf die Hüfte und halten Sie die Hanteln ggf. mit einer Hand fest.
2. Heben Sie die Hüfte, bis die Oberschenkel mit der Hüfte eine Linie bilden.
3. Senken Sie das Becken wieder bis knapp über den Boden.

Besonders zu beachten

- Stellen Sie die Füße ausreichend vom Gesäß entfernt auf.

Besonderer Nutzen dieser Übung

- Diese Übung ist einfach und dennoch effektiv für den gesamten Gesäßbereich.

Trainierte Muskulatur

++ Gesäßmuskulatur
++ Hintere Oberschenkelmuskulatur
++ Rückenstreckmuskulatur im Lendenwirbelsäulenbereich

Zielgruppe

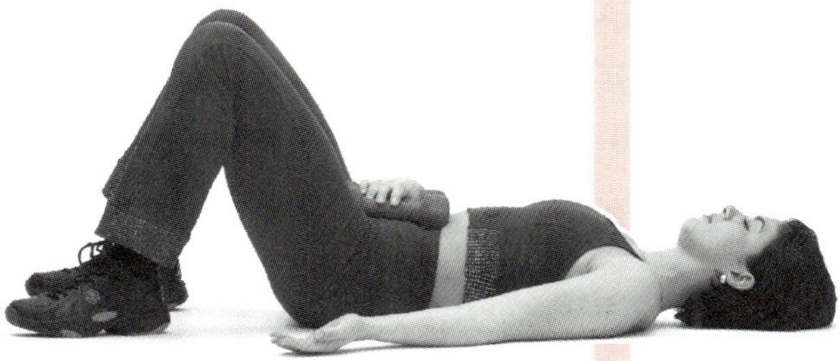

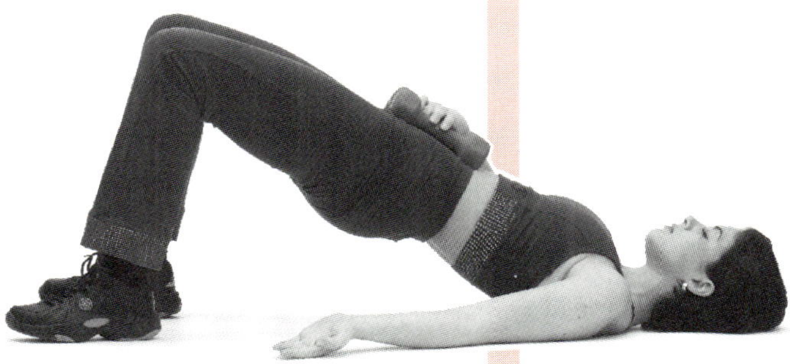

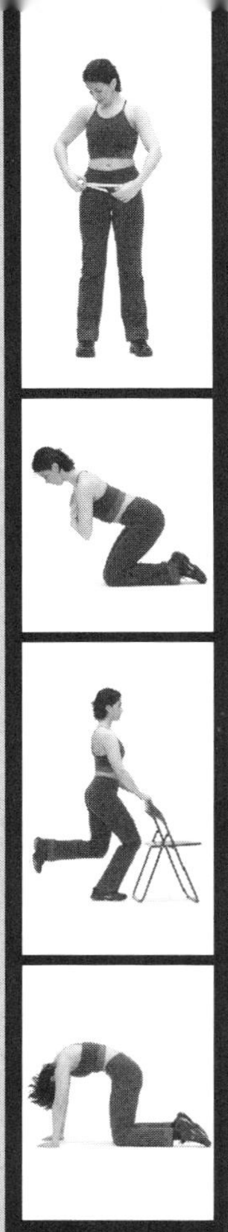

Die Trainings-programme

Trainingsprogramm Beginner

Übung	Wieder-holungen	Serien	Serien-pausen	
Crunchers Bodenlage (BM 1; s. S. 66)	10–15	1–2	60–120s	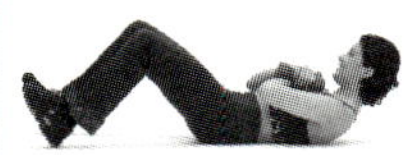
Beinheranziehen (BM 4; s. S. 72)	10–15	1–2	60–120s	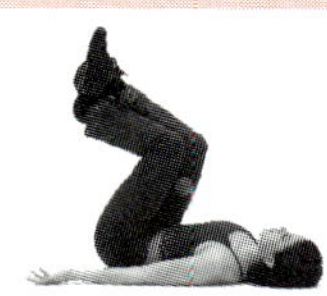
Rumpfaufrichten Fitball (RM 1; s. S. 74)	10–15	1–2	60–120s	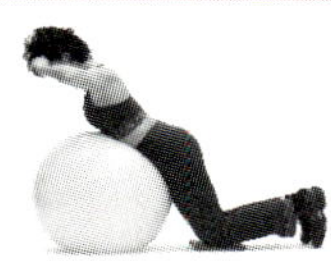
Seitliches Beinheben (SRM 3; s. S. 86)	10–15	1–2	60–120s	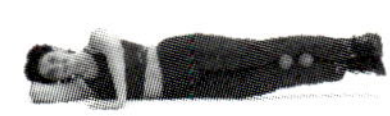
Rudern Kurzhantel einarmig (SM 1; s. S. 90)	10–15	1–2	60–120s	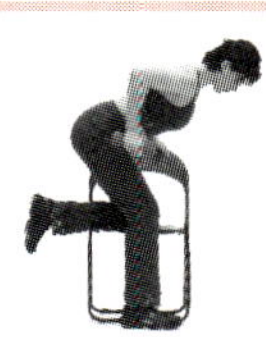

	Übung	Wdh	Serien	Pause
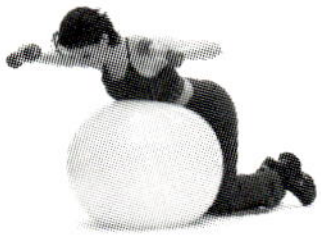	**Flys reverse in Bauchlage** (SM 4; s. S. 96)	10–15	1–2	60–120 s
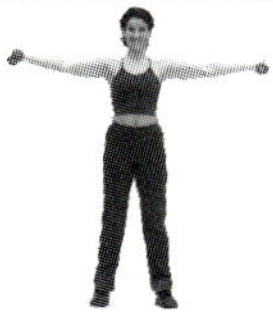	**Seitheben** (SM 6; s. S. 102)	10–15	1–2	60–120 s
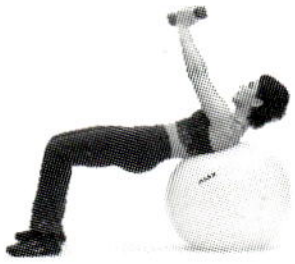	**Überzüge Kurzhantel** (BRM 3; s. S. 116)	10–15	1–2	60–120 s
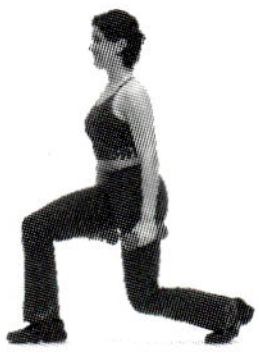	**Ausfallschrittkniebeuge** (BEM 1; s. S. 126)	10–15	1–2	60–120 s
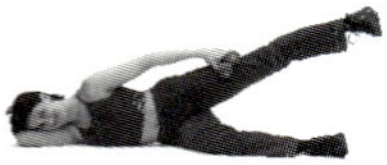	**Abduktion Seitenlage** (BEM 6; s. S. 136)	10–15	1–2	60–120 s
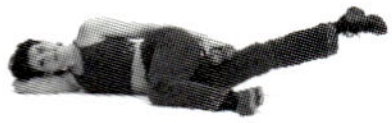	**Adduktion Seitenlage** (BEM 7; s. S. 138)	10–15	1–2	60–120 s
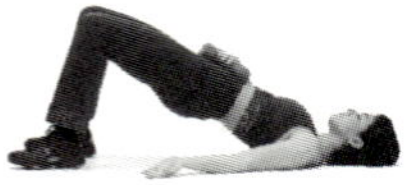	**Schulterbrücke** (GM 2; s. S. 142)	10–15	1–2	60–120 s

Trainingsprogramm Fortgeschrittene (ab 3 – 6 Trainingsmonaten)

Übung	Wdh	Serien	Pause	
Crunchers Fitball langer Hebel (BM 2; s. S. 68)	15 – 20	2 – 3	45 – 60 s	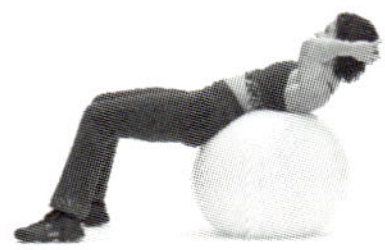
Beinheranziehen (BM 4; s. S. 72)	15 – 20	2 – 3	45 – 60 s	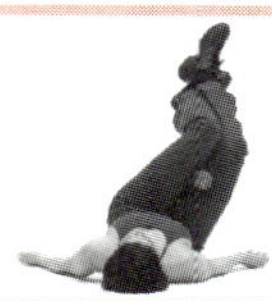
Rotation Fitball (RM 2; s. S. 76)	15 – 20	2 – 3	45 – 60 s	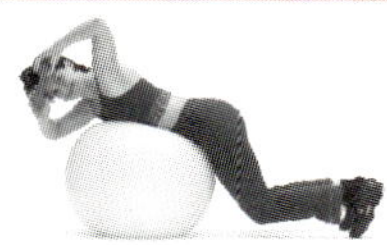
Rumpfseitaufrichter Fitball (SRM 1; s. S. 82)	15 – 20	2 – 3	45 – 60 s	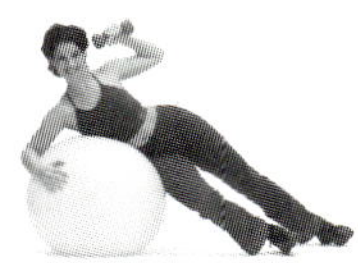
Vertikales Langhantel-Rudern vorgebeugt (SM 3; s. S. 94)	15 – 20	2 – 3	45 – 60 s	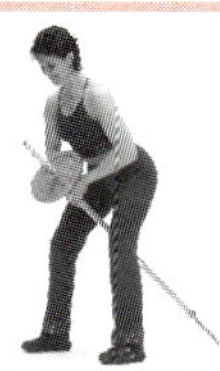
Flys reverse in Bauchlage (SM 4; s. S. 96)	15 – 20	2 – 3	45 – 60 s	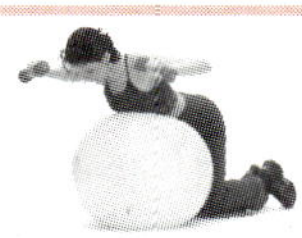
Frontdrücken (SM 8; s. S. 106)	15 – 20	2 – 3	45 – 60 s	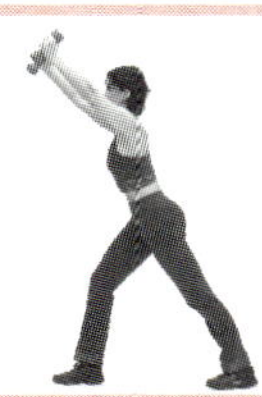

	Übung	Wdh	Serien	Pause
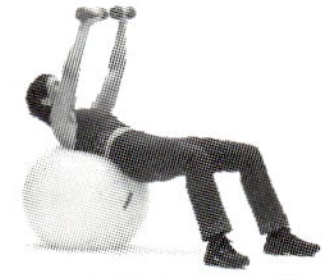	**Kurzhantel Bankdrücken Fitball** (BRM 1; s. S. 112)	15–20	2–3	45–60 s
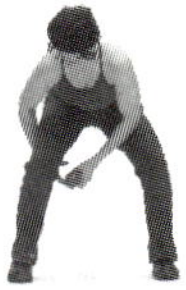	**Dynamisches Achterkreisen** (BEM 4; s. S. 132)	15–20	2–3	45–60 s
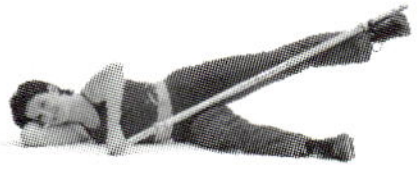	**Abduktion Seitenlage mit der Langhantel** (BEM 6; s. S. 136)	15–20	2–3	45–60 s
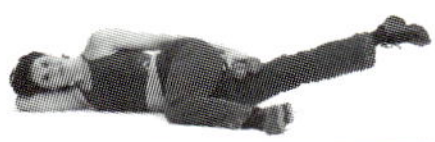	**Adduktion Seitenlage** (BEM 7; s. S. 138)	15–20	2–3	45–60 s
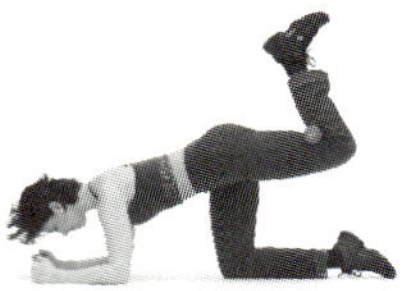	**Beinheben reverse** (GM 1; s. S. 140)	15–20	2–3	45–60 s

Trainingsprogramm Trainierte (ab einem Trainingsjahr)

	Übung	Wdh	Serien	Pause
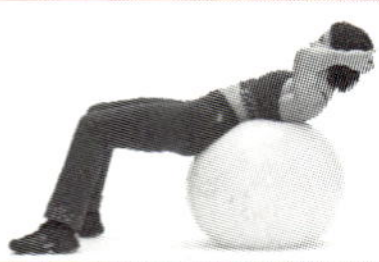	**Crunchers Fitball langer Hebel** (BM 2; s. S. 68)	20–30	3–4	30–45 s
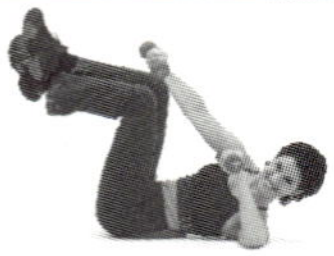	**Crunchers wechselseitig** (BM 3; s. S. 70)	20–30	3–4	30–45 s

Übung	Wdh	Serien	Pause	
Rumpfaufrichten Fersensitz (RM 3; s. S. 78)	20–30	3–4	30–45 s	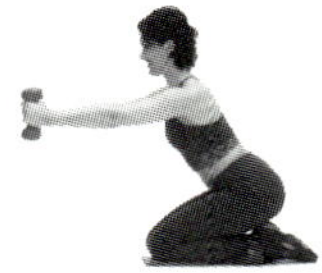
Gehen im Seitstütz (SRM 2; s. S. 84)	20–30	3–4	30–45 s	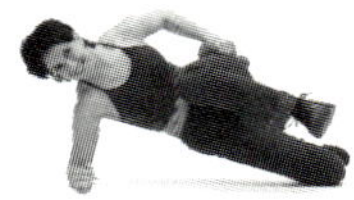
Langhantel-Rudern Stand (SM 2; s. S. 92)	20–30	3–4	30–45 s	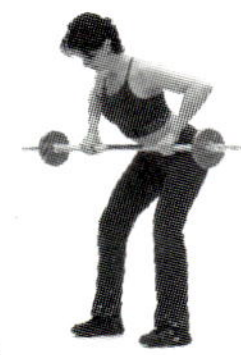
Albatros (SM 5; s. S. 98)	20–30	3–4	30–45 s	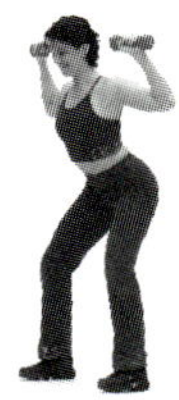
Langhantel-Nackendrücken (SM 8; s. S. 104)	20–30	3–4	30–45 s	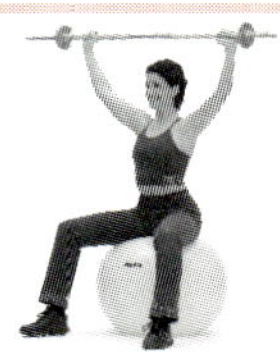
Langhantel Bankdrücken Fitball (BRM 1; s. S. 112)	20–30	3–4	30–45 s	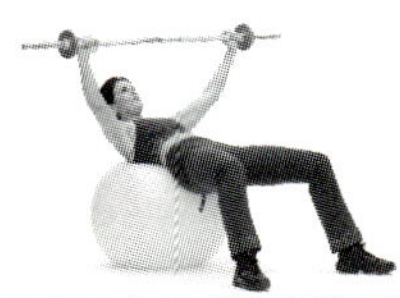
Parallelkniebeugen mit der Langhantel (BEM 3; s. S. 130)	20–30	3–4	30–45 s	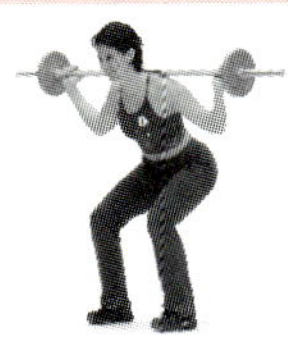
Abduktion Seitenlage mit der Langhantel (BEM 6; s. S. 136)	20–30	3–4	30–45 s	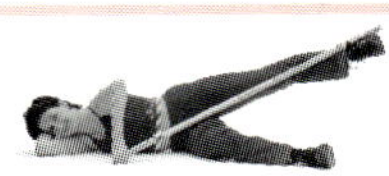

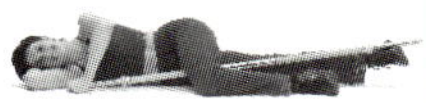	**Adduktion Seitenlage mit der Langhantel** (BEM 7; s. S. 138)	20–30	3–4	30–45 s
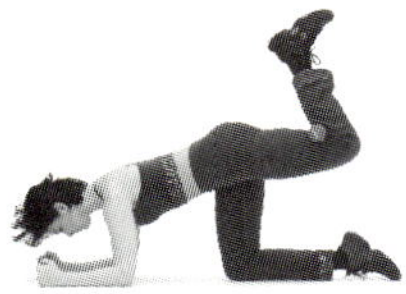	**Beinheben reverse** (GM 1; s. S. 140)	20–30	3–4	30–45 s

Trainingsprogramm Rumpf

	Übung	Wdh	Serien	Pause
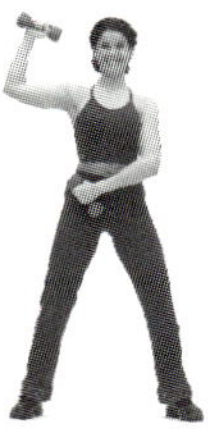	**Albatros wechselseitig nur mit einem Arm** (SM 5; s. S. 98)	15–20	2–3	45–60 s
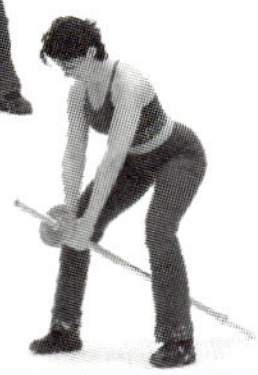	**Tiefer Scheibenwischer** (SRM 4; s. S. 88)	15–20	2–3	45–60 s
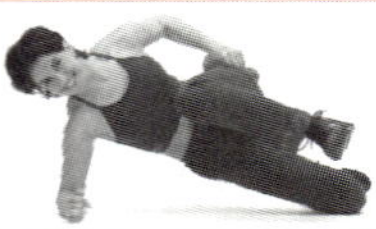	**Gehen im Seitstütz** (SRM 2; s. S. 84)	15–20	2–3	45–60 s
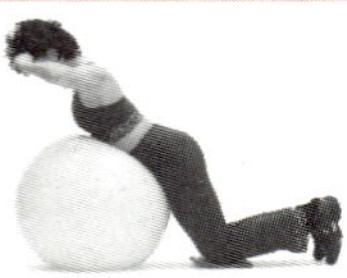	**Rumpfaufrichten Fitball** (RM 1; s. S. 74)	15–20	2–3	45–60 s
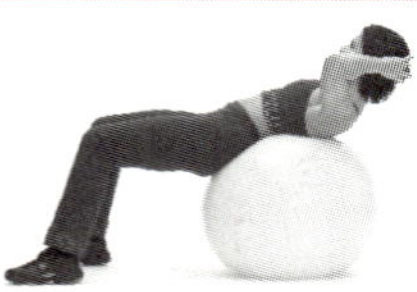	**Crunchers Fitball langer Hebel** (BM 2; s. S. 68)	15–20	2–3	45–60 s

Beinheranziehen (BM 4; s. S. 72)	15–20	2–3	45–60 s	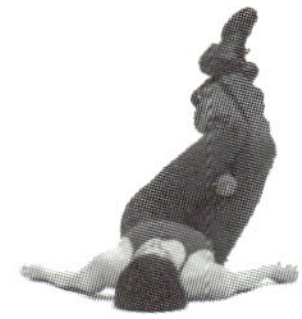

Trainingsprogramm Beine und Hüfte

Übung	Wdh	Serien	Pause	
Parallelkniebeugen mit Kurzhanteln (BEM 2; s. S. 128)	15–20	2–3	45–60 s	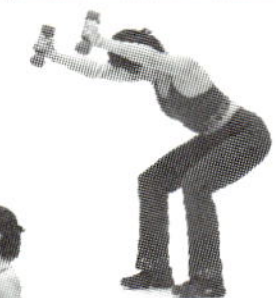
Wadenheben (BEM 5; s. S. 134)	15–20	2–3	45–60 s	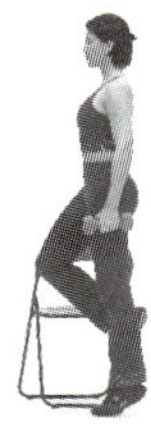
Beinheben reverse (GM 1; s. S. 140)	15–20	2–3	45–60 s	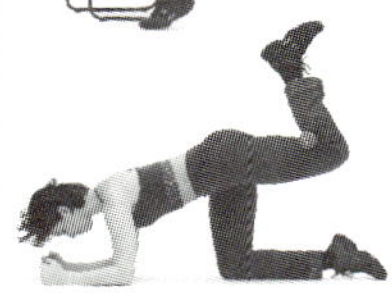
Abduktion Seitenlage (BEM 6; s. S. 136)	15–20	2–3	45–60 s	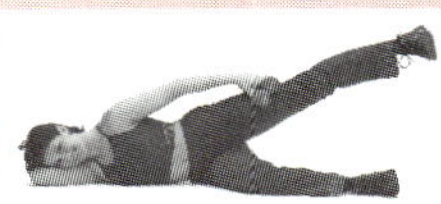
Adduktion Seitenlage (BEM 7; s. S. 138)	15–20	2–3	45–60 s	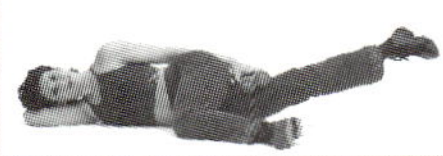
Ausfallschrittkniebeuge Langhantel (BEM 1; s. S. 126)	15–20	2–3	45–60 s	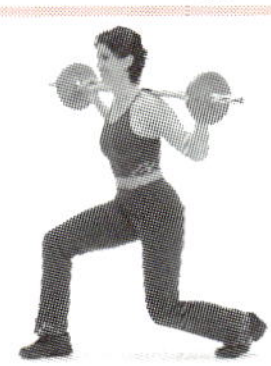

Trainingsprogramm Arme, Schulter und Brust

	Übung	Wdh	Serien	Pause
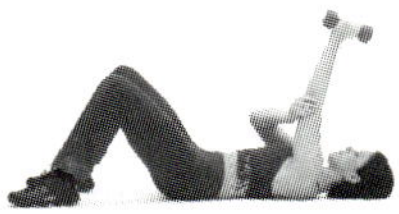	**Kurzhantel-Armstrecken Rückenlage** (AM 1; s. S. 118)	15–20	2–3	45–60 s
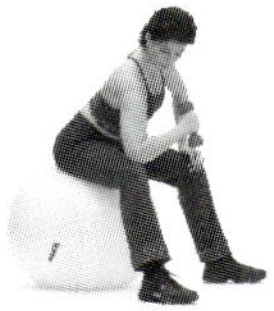	**Konzentrationscurls** (AM 3; s. S. 122)	15–20	2–3	45–60 s
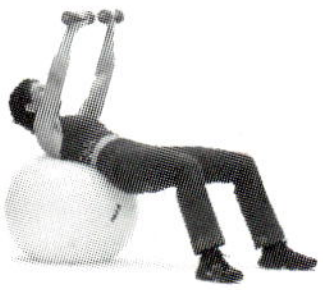	**Kurzhantel Bankdrücken Fitball** (BRM 1; s. S. 112)	15–20	2–3	45–60 s
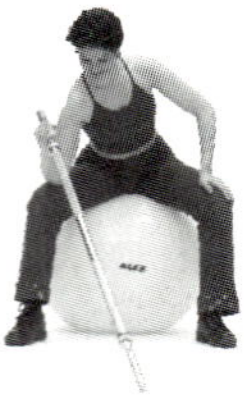	**Langhantel-Außenrotation** (SM 11; s. S. 110)	15–20	2–3	45–60 s
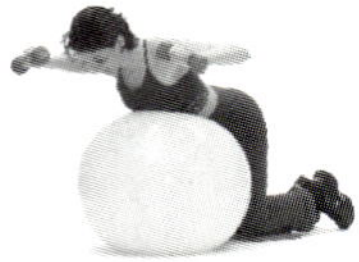	**Flys reverse in Bauchlage** (SM 4; s. S. 96)	15–20	2–3	45–60 s
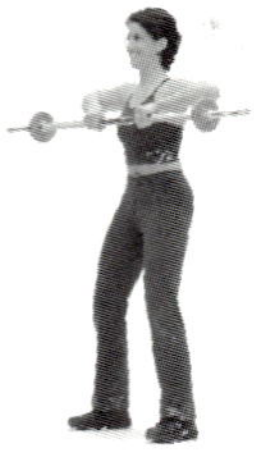	**Power-Zug** (SM 10; s. S. 108)	15–20	2–3	45–60 s

Kurzprogramm

Übung	**Wdh**	**Serien**	**Pause**	
Crunchers Fitball langer Hebel (BM 2; s. S. 68)	15–20	2–3	30–45 s	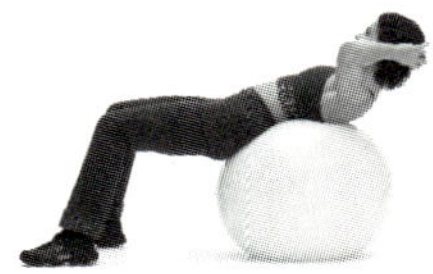
Rumpfaufrichten Fitball (RM 1; s. S. 74)	15–20	2–3	30–45 s	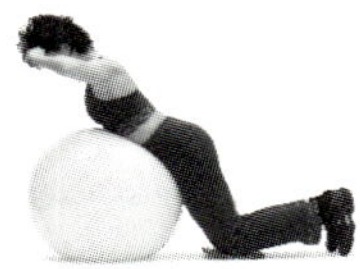
Flys reverse in Bauchlage (SM 4; s. S. 96)	15–20	2–3	30–45 s	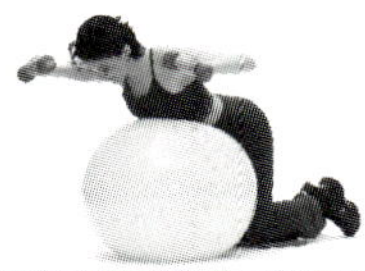
Ausfallschrittkniebeuge (BEM 1; s. S. 126)	15–20	2–3	30–45 s	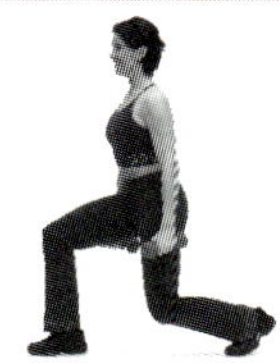
Gehen im Seitstütz (SRM 2; s. S. 84)	15–20	2–3	30–45 s	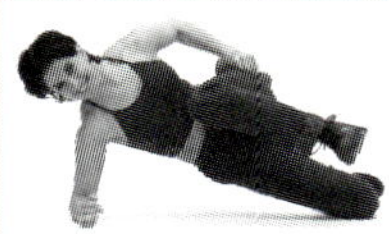
Kurzhantel Bankdrücken Fitball (BRM 1; s. S. 112)	15–20	2–3	30–45 s	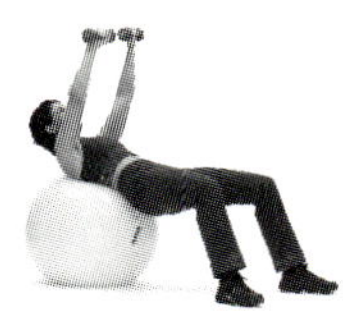

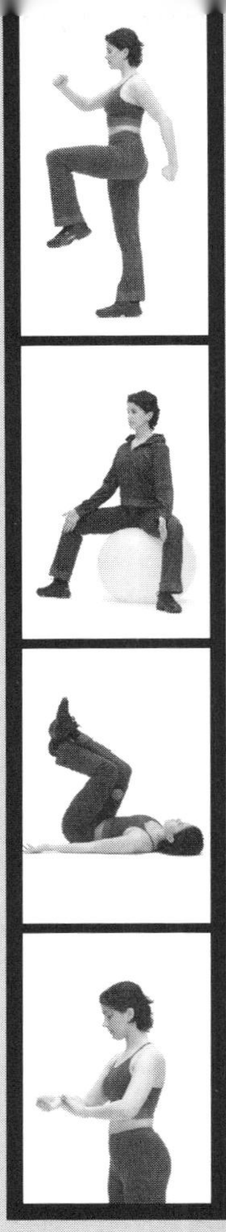

Ergänzende Maßnahmen

Beweglichkeitstraining

Räkeln und strecken Sie sich ab und zu, besonders wenn Sie eine Zeit lang gesessen haben? Katzen und Hunde machen das nach Ruhepausen immer.

Allgemein werden Dehnungen von Freizeitsportlern nur selten durchgeführt. Vielleicht, weil für sie das Ausdauer- und Krafttraining im Mittelpunkt steht und sie das Dehnen als lästiges Beiwerk betrachten.

Das Ziel von Dehnungs- und Beweglichkeitsübungen ist die Erhaltung und Verbesserung der individuellen Beweglichkeit, die bereits im Kindesalter nachlässt. Erspüren Sie, was sich bei der nachfolgend dargestellten Übung im Körper abspielt.

- Legen Sie sich nach rechts in eine stabile Seitenlage.
- Winkeln Sie das obere Bein an und halten Sie es mit der unteren Hand am Boden.
- Drehen Sie nun behutsam die linke Schulter, den linken Arm und den Kopf nach unten in Richtung Boden.
- Bleiben Sie für 30 Sekunden in dieser Drehdehnlagerung.

- Legen Sie sich wieder zurück in die Rückenlage.
- Wie fühlt sich Ihr Körper nun an?

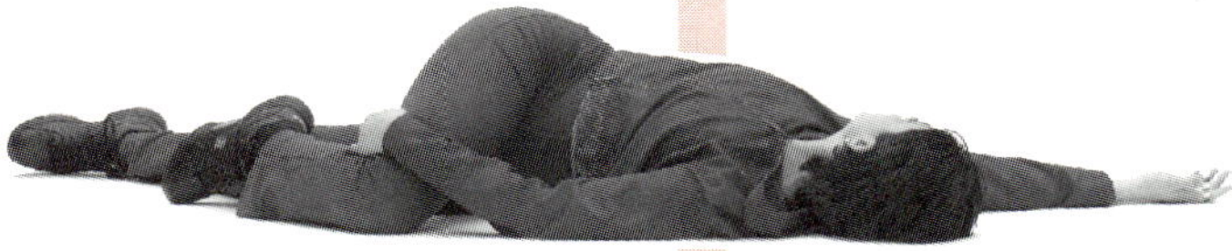

Eine Dehnung verbessert in der Regel das Bewegungsausmaß. In dieser Übung wurde vor allem der große Brustmuskel gedehnt und die Drehfähigkeit der Brustwirbelsäule verbessert. Dies sollte dazu führen, dass Sie die gedehnte Seite breiter und weicher auf der Unterlage spüren. Haben Sie Wärme im Bereich der gedehnten Muskulatur wahrgenommen? Sie entsteht durch die erhöhte Durchblutung, die sich nach einer Dehnung einstellt. Ein gut durchbluteter Muskel kann mehr und länger Leistung erbringen, die Abstimmung der Muskeln untereinander läuft ökonomischer ab, und das Verletzungsrisiko ist geringer.

Die Muskulatur kann auf unterschiedliche Weise gedehnt werden. Jede Dehnmethode hat ihre Berechtigung. Wir möchten Ihnen zunächst zwei Methoden empfehlen: Entweder Sie halten die Muskulatur für 20–45 Sekunden in einer Dehnstellung, oder Sie dehnen den gewünschten Muskel, indem Sie seinen Gegenspieler für 10–20 Sekunden aktiv anspannen. Besonders günstig ist letztere Dehnung am Ende Ihrer Trainingseinheit. Im Rahmen des Aufwärmens dehnen Sie zur Vorbereitung auf Ihr Training kürzer, etwa nur 5–8 Sekunden.

- Dehnen Sie langsam und kontrolliert.
- Lenken Sie Ihre Aufmerksamkeit auf die zu dehnende Muskulatur, atmen Sie bei der Dehnung bewusst aus.
- Das Dehngefühl sollten Sie jederzeit als angenehm empfinden!

Dehnmethoden im Überblick

- *Statische Dehnung:* Dehnposition langsam einnehmen und halten; für Beginnerinnen bis Trainierte geeignet.
- *Aktive Dehnung:* Dehnen durch Anspannung (Kontraktion) des Gegenspielers (Antagonisten); für Fortgeschrittene und Trainierte geeignet.
- *Dynamische Dehnung*: kontrollierte, geführte und langsame Dehnbewegung; für Fortgeschrittene und Trainierte geeignet.
- *Anspannungs-Entspannungs-Dehnen:* Dehnen nach vorheriger Anspannung (Kontraktion) des Muskels; nur für Trainierte.

Trainingspraktische Hinweise zum Dehnen

- *Reizintensität:* Passen Sie die Dehnung an Ihr Leistungsniveau an – Beginnerinnen dehnen sanft, Fortgeschrittene intensiv.
- *Reizdauer:* Dehnen Sie zum Aufwärmen 5–8 Sekunden, zum Abwärmen und zur Beweglichkeitsverbesserung 20 Sekunden oder länger.
- *Reizumfang:* Eine Dehnung umfasst 1–2 Serien.
- *Trainingshäufigkeit:* Dehnen Sie mindestens 2- bis 3-mal pro Woche.

DEHNÜBUNGEN

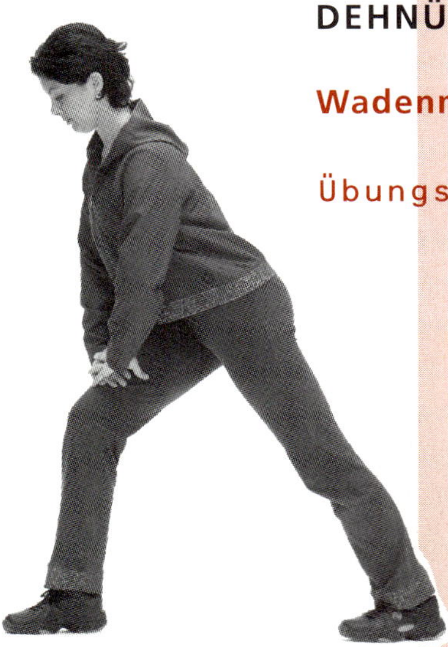

Wadenmuskulatur

Übungsbeschreibung

1. Stehen Sie in weiter Schrittstellung, beide Fußspitzen zeigen nach vorne.
2. Das vordere Bein ist angewinkelt und trägt das Körpergewicht, das hintere Bein ist gestreckt.
3. Drücken Sie die Ferse des hinteren Fußes zum Boden.

Vordere Hüftmuskulatur (Hüftbeuger)

Übungsbeschreibung

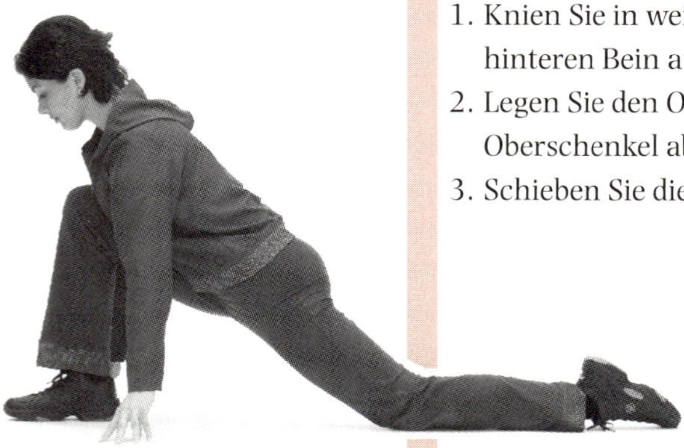

1. Knien Sie in weiter Schrittstellung mit dem hinteren Bein auf dem Boden.
2. Legen Sie den Oberkörper auf dem Oberschenkel ab.
3. Schieben Sie die Hüfte nach vorne.

Vordere Oberschenkelmuskulatur (Beinstrecker)

Übungsbeschreibung

1. In Seitenlage legen Sie das untere Bein um etwa 90 Grad angewinkelt vor Ihren Körper.
2. Ziehen Sie das obere Bein nach hinten.
3. Schieben Sie die Hüfte leicht nach vorne.
4. Führen Sie behutsam die Ferse des oberen Beines in Richtung Gesäß.

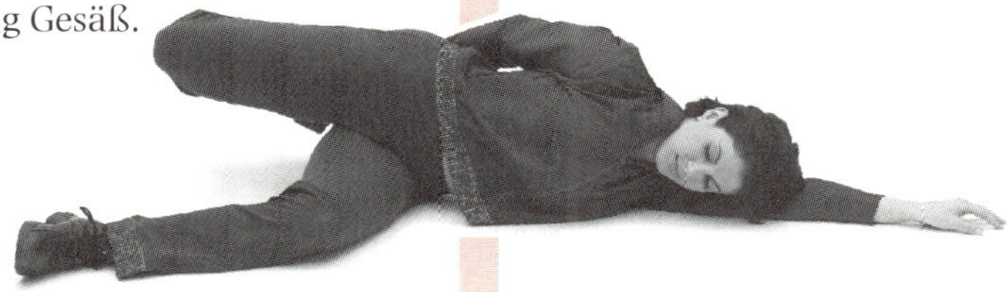

Hintere Oberschenkelmuskulatur (Beinbeuger)

Übungsbeschreibung

1. Legen Sie sich in Rückenlage.
2. Beugen Sie ein Bein, strecken Sie es nach oben.
3. Fassen Sie das Bein am Oberschenkel und ziehen Sie es behutsam zu sich heran.

Besonders zu beachten

- Bei eingeschränkter Beweglichkeit der Hüftbeugemuskulatur stellen Sie das untere Bein auf.

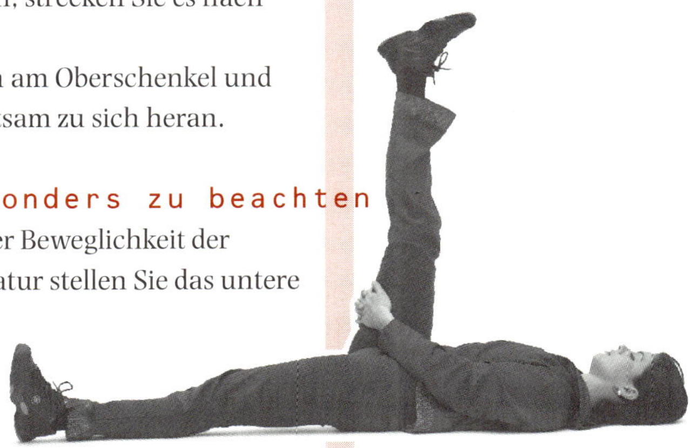

Innenseite Oberschenkelmuskulatur (Kurze Beinanzieher)

Übungsbeschreibung

1. Legen Sie sich in eine entspannte Rückenlage.
2. Bewegen Sie die angewinkelten Beine nach außen.

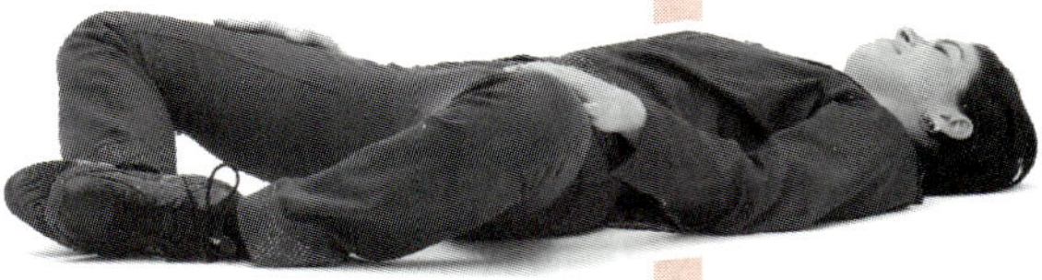

Besonders zu beachten

- Alternativ können Sie die Übung auch in aufrechter Sitzhaltung ausführen.

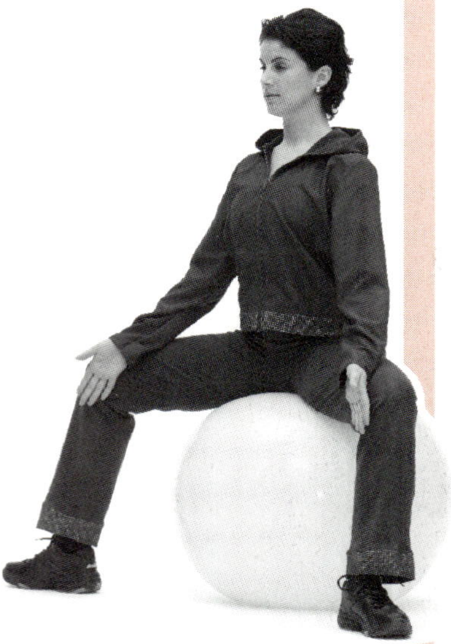

Innenseite Oberschenkelmuskulatur (Lange Beinanzieher)

Übungsbeschreibung

1. Sitzen Sie im aufrechten Grätschsitz mit aufrechtem Oberkörper.
2. Schieben Sie das Becken nach vorne-unten.
3. Ziehen Sie ggf. zusätzlich die Fußspitzen an und schieben Sie die Fersen nach außen, d. h., Sie machen die Beine so lang wie möglich.

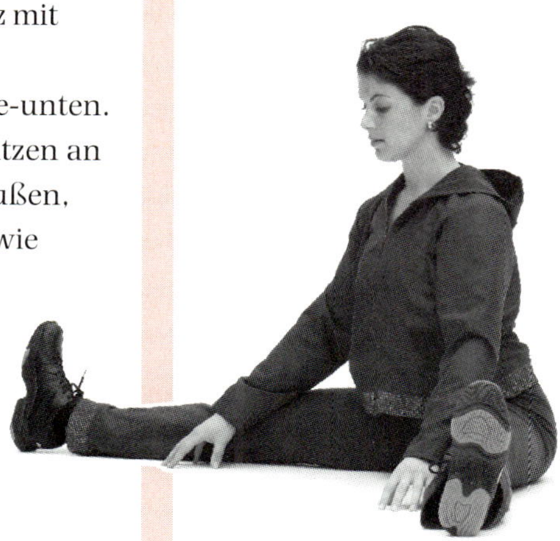

Besonders zu beachten

- Alternativ können Sie die Übung auch in aufrechter Sitzhaltung ausführen, indem Sie ein Bein seitlich wegstrecken.

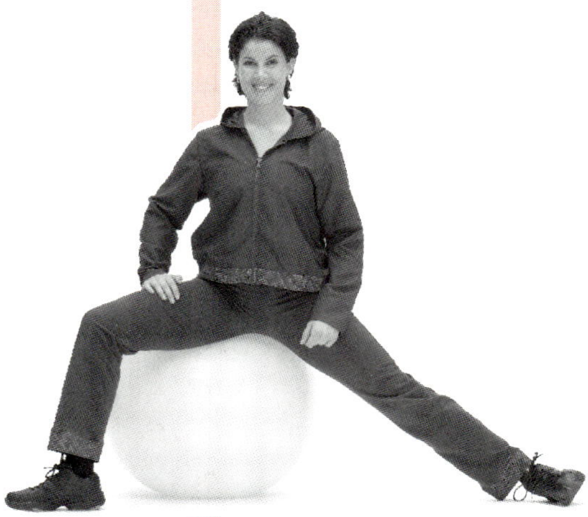

Gesäßmuskulatur

Übungsbeschreibung

1. Legen Sie in Rückenlage den rechten Fuß auf das linke Bein.
2. Umfassen Sie den linken Oberschenkel und ziehen Sie ihn heran.
3. Drücken Sie das aufliegende Bein nach außen.

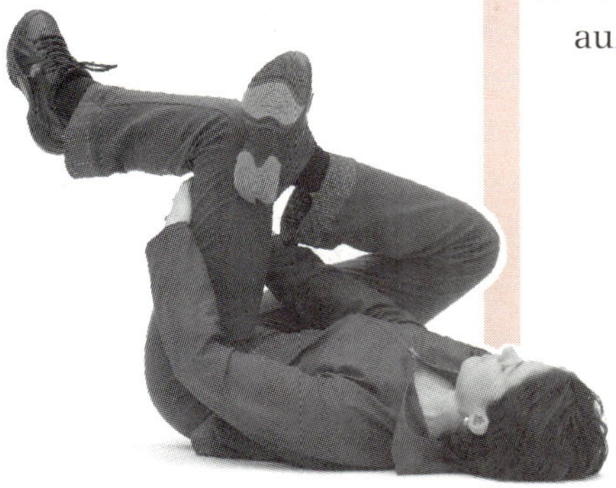

Bauchmuskulatur (Rumpfbeuger)

Übungsbeschreibung

1. In Bauchlage stützen Sie sich auf die Unterarme.
2. Fixieren Sie das Becken am Boden.
3. Schieben Sie das Brustbein nach vorne-oben.

Besonders zu beachten

- Bei einem so genannten Facetten-Syndrom verzichten Sie auf diese Dehnung.

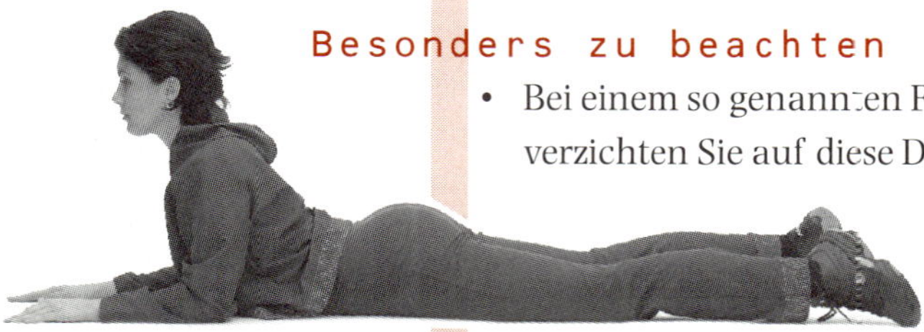

Rückenstreckmuskulatur (Rückenstrecker)

Übungsbeschreibung

1. Begeben Sie sich in den Vierfüßlerstand.
2. Machen Sie einen «Katzbuckel».
3. Schieben Sie den «Katzbuckel» in Richtung Decke.

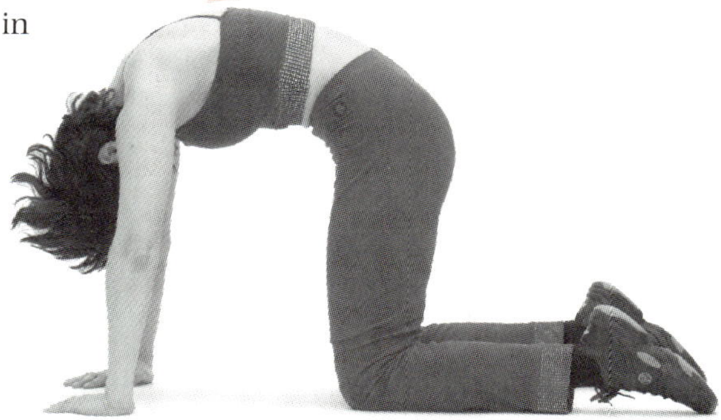

Kapuzenmuskel und Rautenmuskel (Schulterblattfixatoren)

Übungsbeschreibung

1. Im Stand oder im aufrechten Sitz machen Sie den oberen Rücken rund.
2. Schieben Sie die Schultern nach vorne.

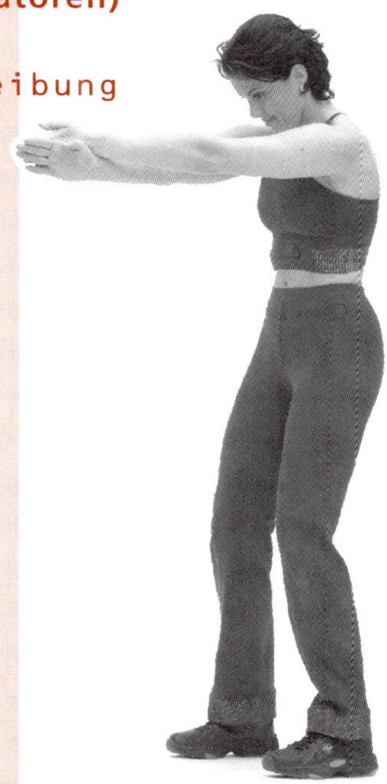

Brustmuskulatur und Wirbelsäule

Übungsbeschreibung

1. In der Seitenlage winkeln Sie das obere Bein an.
2. Halten Sie das Bein mit der unteren Hand am Boden.
3. Drehen Sie die obere Schulter und den oberen Arm nach hinten und den Kopf zur Seite (Drehdehnlagerung).

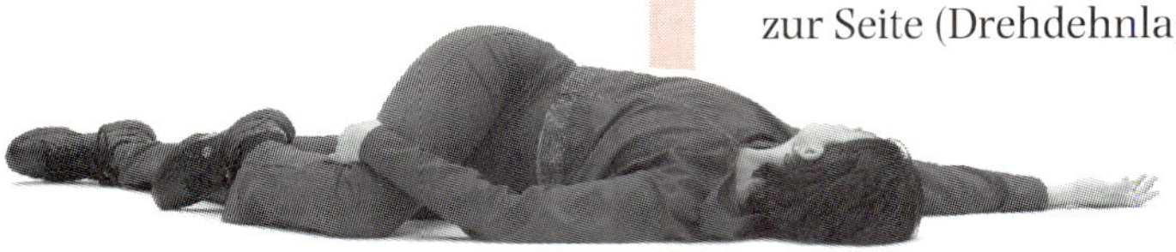

Breiter Rückenmuskel und Großer Rundmuskel

Übungsbeschreibung

1. Legen Sie im Kniestand die gestreckten Arme schulterbreit auf den Boden.
2. Bewegen Sie die Hände weiter nach vorne.

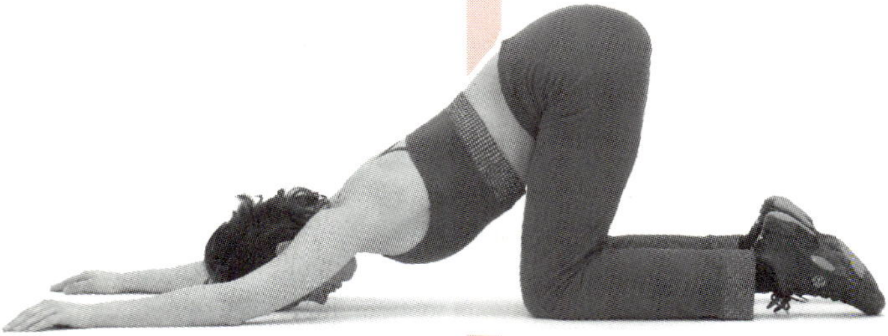

Seitliche Rumpfmuskulatur (Rumpfseitneiger)

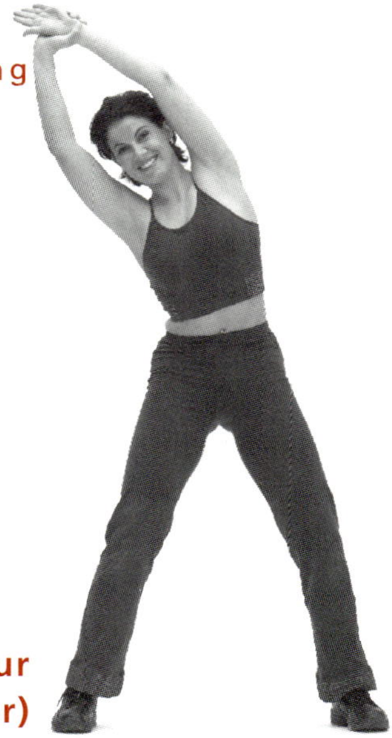

Übungsbeschreibung

1. Umfassen Sie im Stand ein Handgelenk.
2. Ziehen Sie den Arm diagonal nach oben.

Hintere Oberarmmuskulatur (Ellenbogenstrecker)

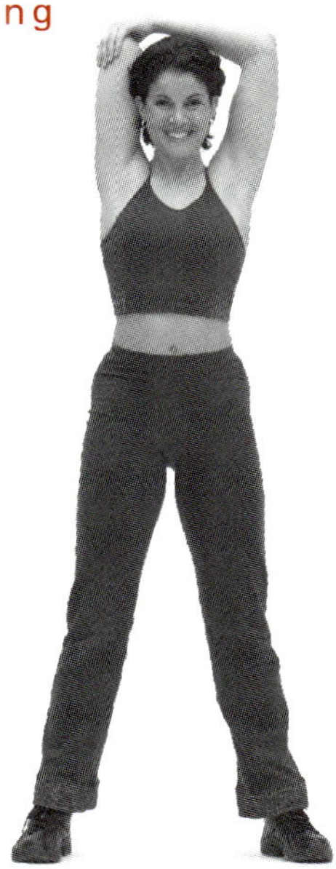

Übungsbeschreibung

1. Strecken Sie im Stand einen Arm nach oben.
2. Beugen Sie den Unterarm.
3. Umfassen Sie mit der anderen Hand den Ellenbogen und ziehen Sie ihn weiter zur Seite.

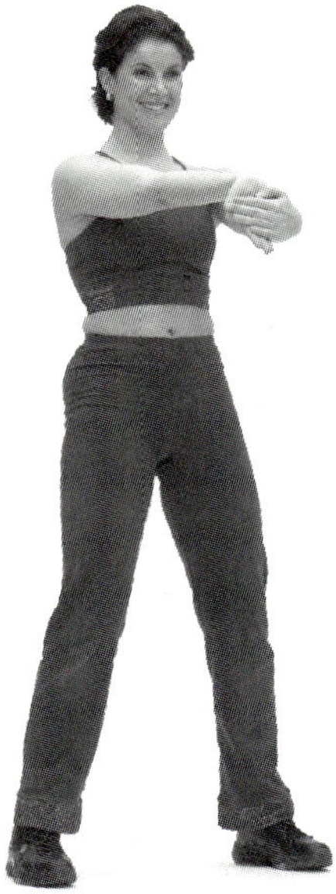

Unterarmmuskulatur (Handbeuger)

Übungsbeschreibung

1. Drehen Sie den gebeugten rechten Arm nach außen.
2. Fassen Sie mit der anderen Hand den Handteller und ziehen Sie ihn heran.
3. Strecken Sie den rechten Arm.

Seitliche Hals-Nacken-Muskulatur

Übungsbeschreibung

1. Neigen Sie den Kopf so weit wie möglich zu einer Schulterseite.
2. Schieben Sie die gegenüberliegende Schulter nach unten.

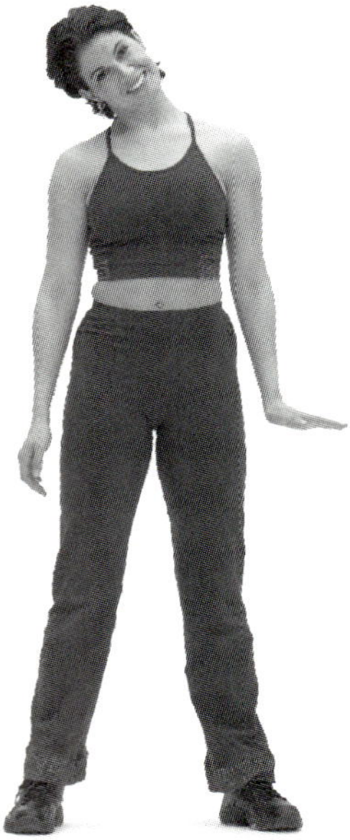

Hintere Hals-Nacken-Muskulatur (Halsstrecker)

Übungsbeschreibung

1. Ziehen Sie den Hinterkopf nach vorne und oben.
2. Führen Sie dabei das Kinn in Richtung Brustbein.

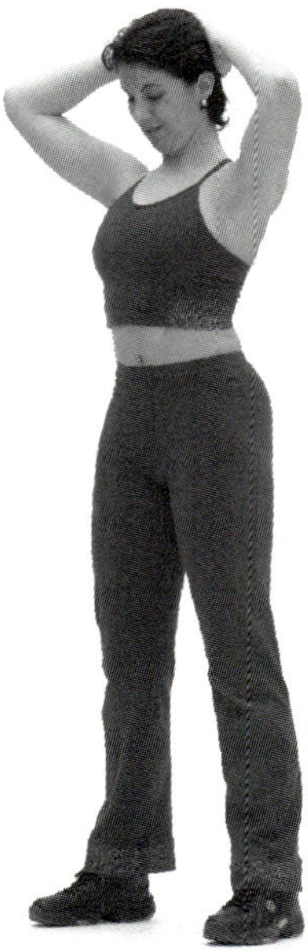

Ausdauertraining

«Der Vogel fliegt, der Fisch schwimmt, der Mensch läuft», sagte Emil Zatopek. Forciertes Gehen (Walking) oder Laufen (Jogging) eignet sich besonders zur Verbesserung der allgemeinen Ausdauerfähigkeit. Sie können es ohne großen Aufwand überall durchführen. Die mit dem Gehen und Laufen verbundenen symmetrisch rechts-links-pendelnden Bewegungen fordern die wichtigsten Muskelgruppen und fördern zugleich den für die Ernährung der Bandscheiben so wichtigen Pumpmechanismus.

Beim Gehen bleibt ein Fuß immer am Boden, der andere wird vorgeschwungen. Beim Laufen werden beide Füße abgehoben. Beim Gehen und Laufen richten Sie Ihre Aufmerksamkeit besonders auf …

- … eine natürliche Kopfhaltung mit Blick nach vorne,
- … eine aufrechte Oberkörperhaltung,
- … eine dynamische Armbewegung neben dem Körper – der Winkel zwischen Oberarm und Unterarm beträgt 90 Grad,

- … ein Abrollen des Fußes von der Ferse über die Außenkante zu den Zehen.

Wenn Sie mit dem Geh- und Laufprogramm beginnen möchten, planen Sie dafür zweimal pro Woche etwa 30 – 60 Minuten Trainingszeit ein. Zu Beginn jeder Einheit sollten Sie Ihren Organismus etwa 5 – 10 Minuten lang durch einige gymnastische Übungen und verschiedene Geh- und Laufformen aktivieren. Anschließend können Sie gut vorbereitet und aufgewärmt mit dem eigentlichen Programm beginnen. Dabei wechseln sich in den ersten acht Trainingseinheiten (vier Wochen) zweimal forciertes Gehen oder lockeres Laufen mit einer Gehpause (1 – 3 Minuten) ab. Starten Sie in der ersten Woche mit 1 Minute Laufen (oder Walking) und erhöhen Sie in jeder Einheit die Laufzeit um 1 Minute, bis Sie in der achten Einheit also 2×8 Minuten laufen. Danach erhöhen Sie die Laufzeit jeweils um 2 Minuten, belasten sich allerdings nur einmal,

Aufbau eines Walking-/Joggingprogramms für Einsteigerinnen

	Trainingseinheit (1)	*Trainingseinheit (2)*
1. Woche	1 min + 1 min	2 min + 2 min
2. Woche	3 min + 3 min	4 min + 4 min
3. Woche	5 min + 5 min	6 min + 6 min
4. Woche	7 min + 7 min	8 min + 8 min
5. Woche	10 min	12 min
6. Woche	14 min	16 min
7. Woche	18 min	20 min
8. Woche	22 min	24 min
9. Woche	26 min	28 min
10. Woche	30 min	

d. h., Sie beginnen ab der 9. Einheit mit 1×10 Minuten und erhöhen bis auf 1×30 Minuten. Nach der Belastungsphase gehen Sie zuerst noch einige Minuten, bevor Sie mit Dehnungs- und Lockerungsübungen die Regeneration einleiten.

Die Pulsfrequenz dient Ihnen zur Steuerung der Kreislaufbelastung. Ihre Trainingsherzfrequenz (s. Tabelle S. 170) sollte zum Ausdauertraining im Bereich zwischen 60–85 Prozent der maximalen Herzfrequenz liegen. Die maximale Herzfrequenz können Sie beim Arzt genau bestimmen lassen. Sie erhalten einen Richtwert, wenn Sie von der Zahl 220 Ihr Lebensalter abziehen. Mit entsprechenden Pulsuhren (s. S. 28) können Sie Ihre persönliche Herzfrequenz-Trainingszone («OwnZone») recht einfach ohne Belastungstest, aber genauer als mit der Richtwertformel bestimmen.

Die nachfolgenden Werte geben Ihnen Anhaltspunkte für Ihr Ausdauertraining. Beachten Sie bitte noch folgende Hinweise:

- Laufen Sie langsam, leicht und locker.
- Laufen Sie, ohne zu schnaufen. Wenn Sie außer Atem kommen, ist die Intensität zu hoch.
- Laufen Sie so, dass Sie die Anstrengung als mittel bis etwas schwer empfinden.
- Sie sollten sich während und vor allem nach dem Lauf frisch und munter fühlen.

Optimale Herzfrequenz zur Steuerung des Ausdauertrainings (in Abhängigkeit vom Alter und der maximalen Herzfrequenz – Werte gerundet)

Alter	max. Hf (220-LA)	60–70 % max. Hf	70–85 % max. Hf
(Werte für das Laufen)		Fettstoffwechsel-Training	Herz-Kreislauf-Training/Fitnesstraining
20	200	120–140 S/min	140–170 S/min
25	195	117–137 S/min	137–166 S/min
30	190	114–133 S/min	133–162 S/min
35	185	111–130 S/min	130–157 S/min
40	180	108–126 S/min	126–153 S/min
45	175	105–123 S/min	123–153 S/min
50	170	102–119 S/min	119–145 S/min
55	165	99–116 S/min	116–140 S/min
60	160	96–112 S/min	112–136 S/min
65	155	93–109 S/min	109–132 S/min
70	150	90–105 S/min	105–128 S/min

Mit jeder Bewegung sorgen Sie für eine Aktivierung des Stoffwechsels, die abhängig von ihrer Intensität auch nach Beendigung der Belastungsphase noch anhält. Damit geht ein erhöhter Kalorienverbrauch einher, was sich positiv auf Ihre Energiebilanz auswirkt. Das ist interessant, wenn Sie abnehmen wollen oder sollen. Wie viel Energie Sie während einer bestimmten körperlichen Aktivität verbrauchen, hängt von der Intensität, der Dauer und Ihrem Trainingszustand ab.

Ungefährer Kalorienverbrauch (Kilokalorien) pro 10 Minuten körperliche Aktivität in Abhängigkeit vom Körpergewicht[8]

Tätigkeit/Gewicht	*55–60 kg*	*65–70 kg*	*80 kg*	*90 kg*	*110–115 kg*
Sitzen	10	12	14	16	20
Hausarbeit	34	41	47	53	68
Treppenaufsteigen	146	175	202	229	288
Gehen (3km/h)	29	35	40	46	58
Gehen (6 km/h)	52	62	72	81	102
Joggen (10km/h)	90	108	125	142	178
Laufen (12km/h)	118	141	164	187	232
Rad fahren (10km/h)	42	50	58	67	83
Rad fahren (20km/h)	89	107	124	142	178
Tanzen mäßig	35	42	48	55	69
Tanzen intensiv	48	57	66	75	94

Kommt es darüber hinaus durch regelmäßiges Training auch zu einer Zunahme an Muskelmasse, so steigt damit automatisch Ihr Grundumsatz, d. h. die Energiemenge, die Ihr Körper in Ruhe benötigt. Der Grund liegt in der höheren Stoffwechselaktivität des aktiven Muskelgewebes (fettfreie Masse) im Vergleich zum Fettgewebe. Sie haben somit eine weitere mögliche Strategie, um Ihren Stoffwechsel auf natürliche Weise anzukurbeln.

Sollten Sie eine fettreduzierte Diät durchführen, so hilft Ihnen das körperliche Training zusätzlich, die Reduktion der fettfreien Masse und somit des Grundumsatzes zu minimieren.

Minimale und optimale Trainingshäufigkeit, Trainingsdauer und Trainingsintensität für das Ausdauertraining im Überblick

	Minimalprogramm	*Optimalprogramm*
Geeignet für	Beginner (kaum – mäßig trainiert)	Fortgeschrittene/Trainierte (durchschnittlich – gut trainiert)
Trainingshäufigkeit	2- bis 3-mal/Woche	3- bis 4-mal/Woche
Trainingsdauer/Einheit	20–30 Minuten	40–60 Minuten
Trainingsintensität:		
Kreislauftraining	70–85 % Hfmax	70–85 % Hfmax
Stoffwechseltraining	60–70 % Hfmax	60–70 % Hfmax

Koordinationstraining

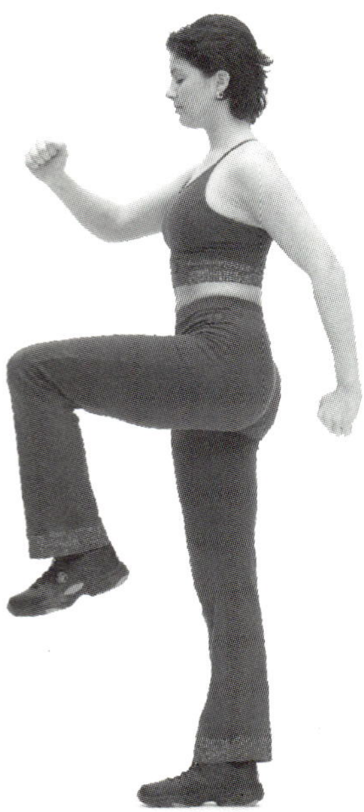

Bringen Sie sich aus dem Gleichgewicht!

Stehen Sie auf einem Bein. Führen Sie ein angewinkeltes Bein nach vorne und strecken Sie es anschließend nach hinten. Bewegen Sie die Arme wie bei einer Laufbewegung vor und zurück, bringen Sie z. B. das linke Bein und den rechten Arm gleichzeitig vor. Führen Sie die Bewegung einige Male durch und wechseln Sie dann zum anderen Bein. Versuchen Sie bei der Bewegung die Hüfte stabil zu halten.

Diese Übung zur Schulung der dynamischen Balance gehört zu einer Vielfalt von Koordinationsübungen, die allgemein auf eine Verbesserung Ihrer koordinativen Fähigkeiten zielen. Was bringt Ihnen das?

Die Koordination ist die Grundlage dafür, Bewegungen neu und schnell zu erlernen und sie gezielt und ökonomisch auszuführen. Je höher die koordinativen Fähigkeiten ausgeprägt sind, umso präziser, direkter und ökonomischer können Bewegungsabläufe ausgeführt werden. Koordinative Fähigkeiten beschreiben daneben auch das Vermögen, in den verschiedensten Situationen sicher und ökonomisch zu reagieren, ohne dabei die Gelenkstabilität und Körperbalance zu verlieren. Dazu gehört z. B. die Fähigkeit, den Körper im Gleichgewicht zu halten oder es wiederherzustellen, die Lage und die Bewegung des Körpers in Raum und Zeit zu bestimmen (z. B. mit geschlossenen Augen), verschiedene Einzelbewegungen zu einer Gesamtbewegung zusammenzuführen oder einen Bewegungsrhythmus umzusetzen.

Durch eine Verbesserung der Koordination laufen Bewegungen harmonischer und ökonomischer ab und verbrauchen weniger Energie. Sie vergrößern Ihre Sauerstoffreserve und damit Ihre Leistungsfähigkeit, was sich in einem geringeren Ermüdungsgrad bemerkbar macht. Gleichzeitig verbessern Sie Ihre Bewegungssicherheit und reduzieren dadurch die Verletzungsgefahr. Sie spüren in der Regel nach wenigen Trainingstagen auch schon einen deutlichen Kraftanstieg.

Die koordinativen Fähigkeiten lassen sich durch möglichst vielfältige Bewegungs- und Gleichgewichtsaufgaben schulen. Der Kraftaufwand bei diesen Übungen ist eher gering, dafür wiederholen Sie jede Übung öfters. Sie werden merken, dass Sie schon recht einfache Übungen fordern und Ihnen eine hohe Konzentration abverlangen. Sie sollten deshalb weder müde (günstig ist ein Üben direkt nach dem Aufwärmen) noch abgelenkt sein (wichtig ist eine ruhige Atmosphäre).

Ernährung

«Der Mensch ist, was und wie er isst», sagt der Volksmund. Eines sollte Ihnen bewusst sein: Die Nahrung ist Ihr Brennstoff. Sie ist Treibstoff, Betriebsstoff und Baustoff gleichermaßen, und sie ist im positiven Sinn die stärkste Droge, die die Natur Ihnen bietet. Wir wissen heute mehr über Ernährung als jemals zuvor, dennoch gibt es heute die meisten Übergewichtigen. Es fällt vielen Menschen einfach schwer, ihre festgesetzten Ernährungs-«Gewohnheiten» zu ändern. Machen Sie es wie bei allen Gewohnheiten, die Sie ändern möchten: Richten Sie Ihre Aufmerksamkeit auf eine Sache und ändern Sie diese, bis sie zur neuen Gewohnheit wird.

Letztlich ist entscheidend, was wir essen und wie wir es zu uns nehmen. Bringen Sie es auf den folgenden Nenner: Essen Sie vielseitig und vollwertig, ballaststoffreich, fettarm und nutzen Sie naturbelassene, schonend zubereitete Nahrungsmittel. Essen Sie in Ruhe, gleichmäßig über den Tag verteilt und trinken Sie viel.

Vielseitig, aber nicht zu viel

Achten Sie allgemein auf eine ausgewogene, abwechslungsreiche Ernährung. Holen Sie sich z. B. die Mittelmeerküche nach Hause. Frisches Obst und Gemüse, knackige Salate und Fisch bilden das Kernstück der südländischen Küche. Sie ist leicht, mit Kohlenhydraten, Eiweißen und Fetten in optimaler Zusammensetzung (60 % Kohlenhydrate, 25 % Fett, 15 % Eiweiß), mit vielen Ballaststoffen, essenziellen Vitaminen und Mineralstoffen.

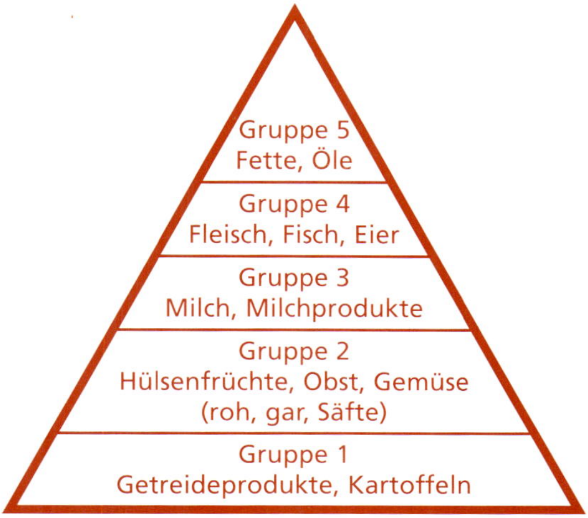
Gruppe 5
Fette, Öle
Gruppe 4
Fleisch, Fisch, Eier
Gruppe 3
Milch, Milchprodukte
Gruppe 2
Hülsenfrüchte, Obst, Gemüse
(roh, gar, Säfte)
Gruppe 1
Getreideprodukte, Kartoffeln

Optimale Nahrungsmittelauswahl. Täglich aus allen Gruppen. Reichlich aus Gruppe 1 – 3, weniger aus Gruppe 4 und 5.

Reduzieren Sie Fett (fettarm)

Fette haben im Körper eine Schutzfunktion, sind Bestandteile von Zellmembranen, Vorstufen von Hormonen und dienen in der Nahrung zur Aufnahme der Vitamine A, D, E und K sowie als Geschmacksträger. Trotzdem brauchen Sie nicht so viel davon, höchstens 1 Gramm pro Kilogramm Körpergewicht. Es hat sich gezeigt, dass z. B. das Einsparen von Nahrungsfett ohne Beschränkung des Kohlenhydratverzehrs eine wirksame Strategie darstellt, um langfristig abzunehmen. Gehen Sie also mit Fetten sparsam um. Verwenden Sie von Natur aus fettarme Lebensmittel und/oder fettreduzierte Lebensmittel (z. B. Käse mit 30 % Fett i. T. statt 48 % Fett i. T.). Steigern Sie den Anteil an Fisch (insbesondere Hering, Lachs, Makrele, Thunfisch; günstig durch Omega-3-Säuren) und Geflügel und reduzieren Sie den Anteil an Fleisch und Fleischwaren. Verwenden Sie bei der Zubereitung Pflanzenöle mit einfach oder mehrfach ungesättigten Fettsäuren (Rapsöl, Distelöl, Olivenöl, Walnussöl, Sonnenblumenöl, Sojaöl, Leinöl).

Essen Sie gute Kohlenhydrate

Kohlenhydrate sind der wichtigste Energielieferant, quasi die Kraftquelle für alle physischen und psychischen Leistungen. Gespeichert werden sie in Form von Glykogen in den Muskeln und der Leber. Ihren täglichen Bedarf an komplexen Kohlenhydraten und reichlich Ballaststoffen (30–40 g täglich) decken Sie am besten in Form von naturbelassenen, stärkehaltigen Nahrungsmitteln wie Vollgetreide (Teigwaren), Vollkornbrot, Naturreis, Kartoffeln, Müsli und Hülsenfrüchten (Linsen, Erbsen und Bohnen), allgemein Gemüse und Obst. Damit sorgen Sie gleichsam für eine optimale Tageszufuhr an Vitaminen, Mineral- und Ballaststoffen. Greifen Sie auf frische Produkte zurück, die Sie in der jeweiligen Saison auf dem Markt finden. Meiden Sie Zucker und reduzieren Sie den Zuckeranteil in den Backwaren.

Weniger tierisches Eiweiß

Eiweiße werden für diverse Aufbauprozesse benötigt (u. a. Muskelaufbau) und sollten täglich zugeführt werden (mäßig sportlich aktive Erwachsene ca. 0,8 g pro Kilo Körpergewicht). In einer Mischkost können pflanzliche und tierische Eiweiße in Kombination eine sehr hohe Wertigkeit erreichen, wie z. B. die Kombination aus Kartoffeln mit Fisch, Fleisch, Ei und Milch oder die Kombination von Getreide mit Milchprodukten und Ei. Viele eiweißhaltige Nahrungsmittel enthalten auch Fett. Deshalb sollten Sie auf fettarmen Fisch und mageres Fleisch (Hähnchen, Ziegen- und Kalbfleisch) zurückgreifen oder pflanzliche Eiweißspender, z. B. Hülsenfrüchte oder Soja, bevorzugen.

Trinken Sie viel Wasser

Trinken Sie mindestens 2,5 Liter pro Tag, am besten Wasser oder Mineralwasser oder auch verdünnte Fruchtsäfte, Kräuter- und Früchtetees. Nehmen Sie außerdem wasserreiches Obst und Gemüse zu sich. Trinken Sie schon vor und während des Trainings möglichst viel Mineralwasser und stillen Sie damit auch Ihren ersten Durst danach. Halten Sie Maß bei Genussmitteln wie Bier, Wein und Kaffee.

Nahrungsmittel schmackhaft und schonend zubereiten

Belassen Sie die Nahrungsmittel, wie sie sind, also möglichst wenig oder schonend putzen, kochen oder backen. Vitamine unterstützen chemische Prozesse im Körper. Gerade aktive Menschen sollten sie sich in ausreichender Menge zuführen. Mineralstoffe haben wichtige Funktionen für Knochenaufbau und als Zahnsubstanz (Kalzium, Phosphat), zur Regulierung der Muskel- und Nervenfunktionen (Kalzium, Kalium, Natrium und Magnesium), zur Regulierung des Wasserhaushalts (Kalium, Natrium) und für die Aktivierung der Stoffwechselenzyme (Magnesium). Unverzichtbar, wenn auch nur in winzig kleinen Mengen benötigt, sind Spurenelemente wie Eisen, Jod, Zink, Selen und Chrom. Halten Sie den Salzanteil allgemein gering. Verwenden Sie zum Würzen statt Kochsalz eher Kräuter (Petersilie, Knoblauch, Dill, Muskat, Thymian, Rosmarin usw.) und reine Gewürze (Paprika, Pfeffer, Curry usw.).

Genießen Sie das Essen

Neben dem «Was» spielt vor allem das «Wie», die Kultur der Ernährung, eine ganz wichtige Rolle. Lernen Sie, Ihr Essen bewusst zu genießen, nicht zu essen, «weil Sie essen müssen». Dann lernen Sie auch vernünftig mit so genannten Kalorien- und Cholesterin-Bomben umzugehen. Lassen Sie sich beim Essen deshalb entsprechend Zeit, lenken Sie Ihre Aufmerksamkeit darauf, nehmen Sie kleine Bissen zu sich und achten Sie auf den Geruch und den Geschmack. Sie werden mit der Zeit merken, dass die Veränderung hin zu einer gesundheitsbewussten Ernährung Ihre Lebensqualität nicht einschränkt, sondern im Gegenteil verbessert. Versuchen Sie regelmäßig und ggf. zu festen Zeiten zu essen. Da der Stoffwechsel schon kurz nach Nahrungsentzug auf Sparflamme umschaltet, ist es sinnvoller, täglich fünf Mahlzeiten (3 Haupt-, 2 Zwischenmahlzeiten) in Abständen von 2 – 3 Stunden zu essen anstatt zwei sehr große. Leichte Kost, wie gedünstetes Gemüse, Obst oder Suppen, eignet sich am besten für ein Nachtessen.

Anhang

Testprotokolle und Trainingspläne/ Workoutprogramme

Kopieren Sie sich ggf. diese Vorlagen.

FIGURTEST

Tragen Sie hier Ihre Testwerte ein (die Beschreibung der Tests finden Sie auf den Seiten 15 f.).

Testwerte	1. Test	2. Test	3. Test	4. Test
	Datum:	Datum:	Datum:	Datum:
Körpergewicht (in Kilogramm)				
Body-Mass-Index (BMI)				
Umfang Taille				
Umfang Hüfte				
Waist-Hip-Ratio (WHR)				
Umfang Brust				
Umfang Oberarm				
Umfang Oberschenkel				
Körperfettanteil (%)				

AUSDAUERTEST

Tragen Sie hier Ihre Testwerte ein (die Beschreibung der Tests finden Sie auf den Seiten 24 ff.).

Testübung / Testwert	1. Test	2. Test	3. Test	4. Test
	Datum:	Datum:	Datum:	Datum:
Ruhe-Herzfrequenz				
Belastungspuls				
Walking-Test: Zeit für 2 km Strecke				
Walking-Index				
Cooper-Test Laufstrecke in 12 min				

BEWEGLICHKEITS-TEST

Tragen Sie hier Ihre Testwerte ein (die Beschreibung der Tests finden Sie auf den Seiten 34 ff.). Legende: Normalbereich:; schlechter als Normalbereich: –; besser als Normbereich: +

Testübung	1. Test	2. Test	3. Test	4. Test
	Datum:	Datum:	Datum:	Datum:
Hüftbeuger				
Gerader Oberschenkelmuskel				
Beinbeuger				
Wadenmuskulatur				

KRAFTAUSDAUER-TEST

Tragen Sie hier Ihre Wiederholungszahlen (z. B. 25 Wdh) ein (die Beschreibung der Tests finden Sie auf den Seiten 29 ff.).

Testübung	1. Test	2. Test	3. Test	4. Test
	Datum:	Datum:	Datum:	Datum:
Unterarmstütz (vordere Rumpfmuskulatur)				
Crunchers (Bauchmuskulatur)				
Aufrichten (Rückenmuskulatur)				
Seitstütz (Seitliche Rumpfmuskulatur)				
Beinabspreizer (Beinabspreizmuskulatur)				
Hüftheben (Hüftstreckmuskulatur)				
Kniebeuge (Beinmuskulatur)				
Schulterdrücken (Schulterblattmuskulatur)				
Liegestütz (Brust- und Armmuskulatur)				

(Wdh = Wiederholungen)

PERSÖNLICHER TRAININGSPLAN

Tragen Sie hier Ihre Trainingsplandaten ein.

[ ] Kraftausdauertraining (20 – 40 Wdh) Trainingshäufigkeit / Woche: ____

[ ] Hypertrophietraining (8 – 20 Wdh) Übungen / Muskelgruppe: ______

[ ] Maximalkrafttraining (5 – 8 Wdh) Trainingssystem: ____________

Dauer: von: ____________ bis: ____________

(TW = Trainingswoche
ÜKB = Übungskurzbezeichnung)

Übung	ÜKB	Wdh-Zahl	Serien-Zahl	TW 1 kg	TW 2 kg	TW 3 kg	TW 4 kg	TW 5 kg	TW 6 kg

Oberflächliche Skelettmuskulatur (von vorn)

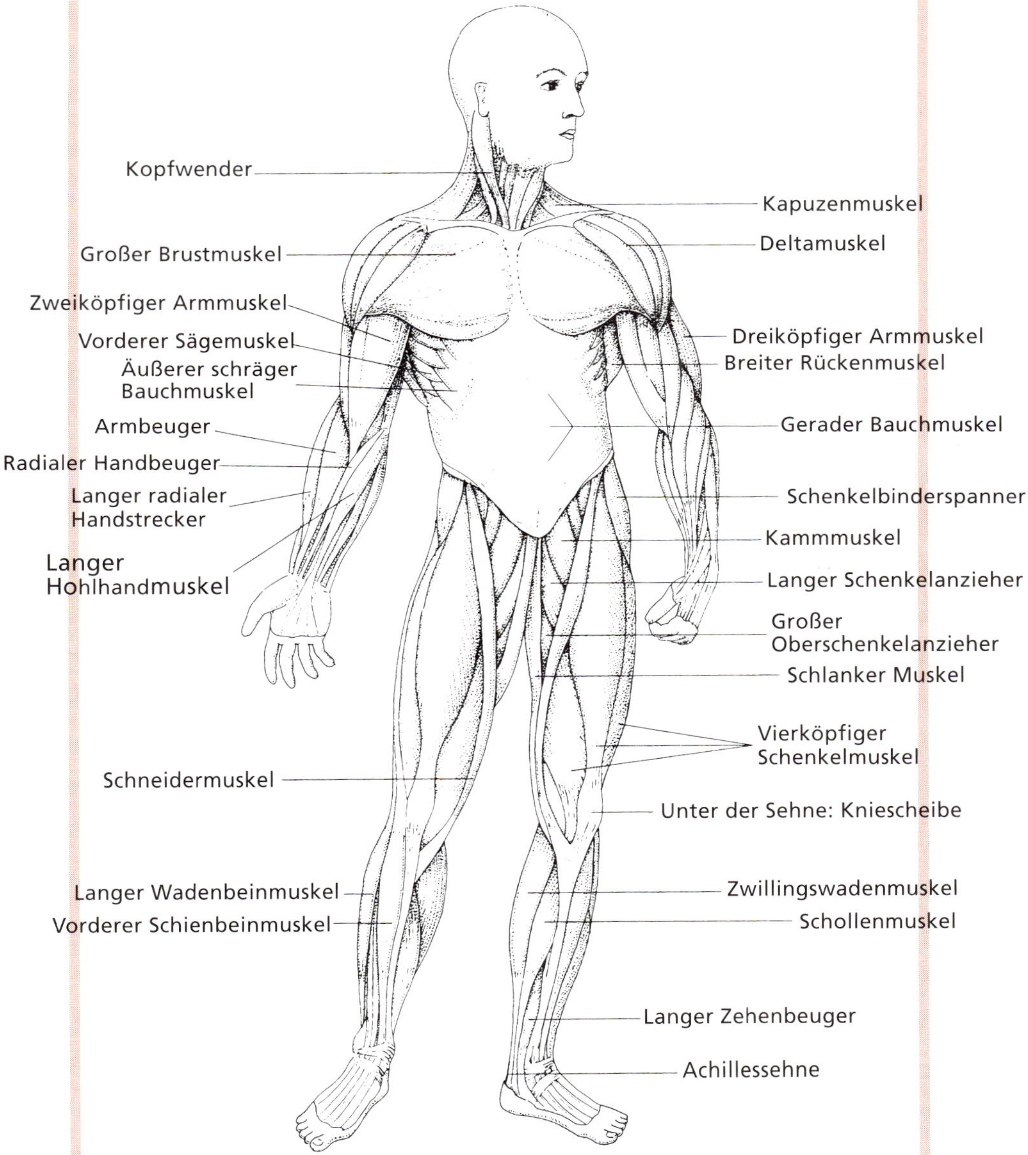

Oberflächliche Skelettmuskulatur (von hinten)

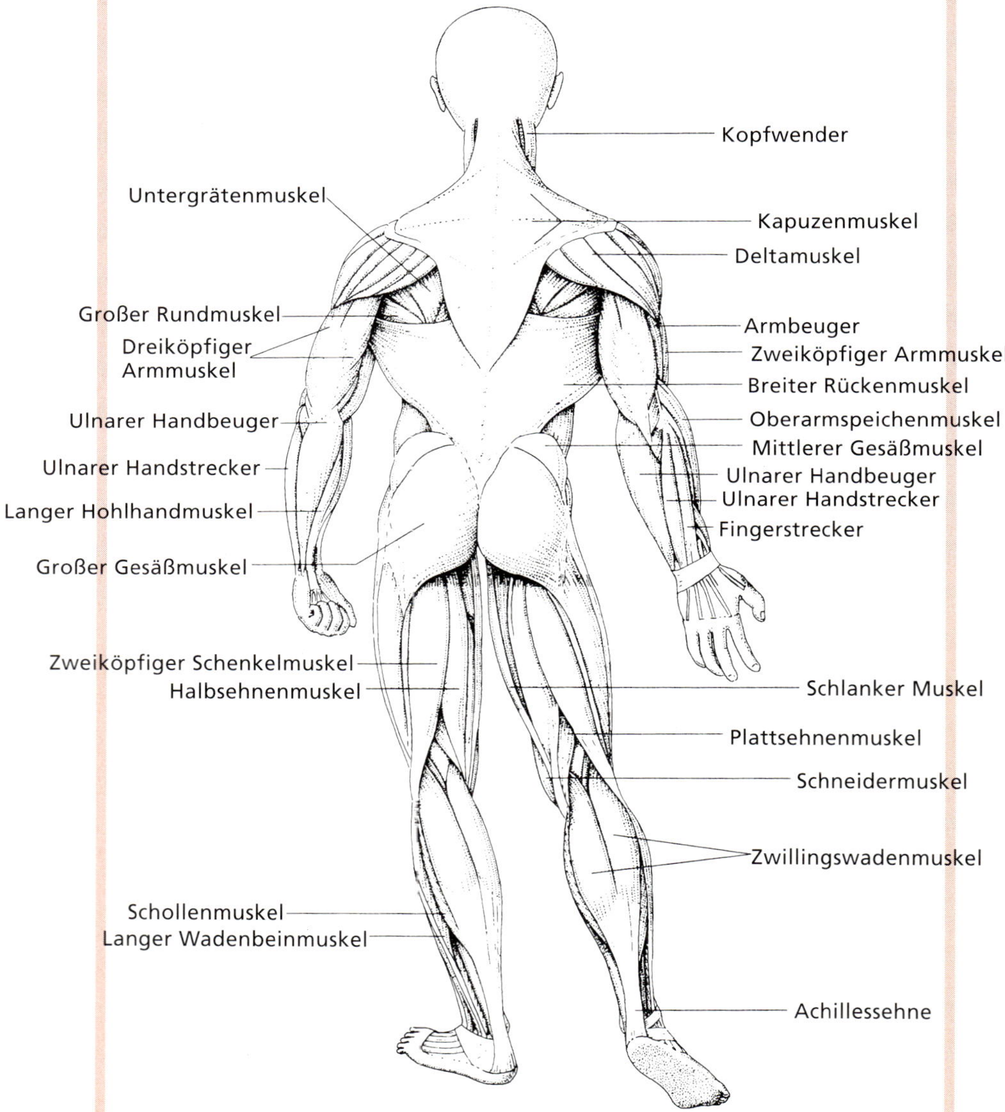

(aus: Mensch, Körper, Krankheit: Anatomie, Physiologie, Krankheitsbilder – Lehrbuch und Atlas für Berufe im Gesundheitswesen. Hg. von Arne Schäffler und Sabine Schmidt, Jungjohann Verlag 1994)

Der Muskelapparat

Name (lat.)	Bild*	Funktion
Kopfwender (M. sternocleidomastoideus)	X	Kopf seitlich neigen, Kopf zur Gegenseite drehen, Kopf halten
Schultergürtelmuskulatur		
Kapuzenmuskel (M. trapezius)	X	Kopf zur Gegenseite drehen, Schulter heben Schulter zur WS ziehen Schulter senken, Schulterblatt drehen
Schulterblattheber (M. levator scapulae)		Schulterblatt heben
Großer und kleiner Rautenmuskel (Mm. rhomboidei)		Schulterblatt heben und heranziehen sowie am Rumpf fixieren
Vorderer Sägemuskel (M. serratus anterior)	X	Schulterblatt nach vorne ziehen und am Rumpf stabilisieren, Arm über Horizontale heben
Kleiner Brustmuskel (M. pectoralis minor)		Schulterblatt nach vorne-unten ziehen, Schultergürtel senken
Schultergelenkmuskulatur		
Großer Brustmuskel (M. pectoralis major)	X	Arm heranziehen, Arm einwärts drehen, Arm nach vorne bringen
Deltamuskel (M. deltoideus)	X	Arm heben, ein- und auswärts drehen, an allen Bewegungen im Schultergelenk beteiligt
Breiter Rückenmuskel (M. latissimus dorsi)	X	Arm senken, einwärts drehen und nach hinten führen
Großer Rundmuskel (M. teres major)	X	Arm heranziehen, einwärts drehen und nach hinten führen

* Mit X gekennzeichnete Muskeln in der Tabelle sind in den Abbildungen des Muskelapparates enthalten (S.183/184)

Kleiner Rundmuskel (M. teres minor)		Arm heranziehen und auswärts drehen
Untergrätenmuskel (M. infraspinatus)	X	Arm auswärts drehen, Arm abspreizen und heranziehen
Obergrätenmuskel (M. supraspinatus)		Arm nach vorne und außen heben, Stabilisation Schultergelenk

Ellenbogenmuskulatur

Zweiköpfiger Armmuskel (M. biceps brachii)	X	Ellenbogen beugen, Unterarm auswärts drehen, Arm vorwärts heben
Armbeuger (M. brachialis)	X	Ellenbogen beugen
Oberarmspeichenmuskel (M. brachioradialis)		Ellenbogen beugen, Unterarm drehen
Dreiköpfiger Armmuskel (M. triceps brachii)	X	Ellenbogen strecken, Arm heranziehen und rückwärts heben
Runder Einwärtsdreher (M. pronator teres)		Unterarm einwärts drehen, Ellenbogen beugen
Auswärtsdreher (M. supinator)		Unterarm auswärts drehen

Handgelenkmuskulatur

Radialer Handbeuger (M. flexor carpi radialis)	X	Unterarm einwärts drehen, Handgelenk beugen und zur Speiche hin abwinkeln
Ulnarer Handbeuger (M. flexor carpi ulnaris)	X	Handgelenk beugen und zur Elle hin abwinkeln
Langer und kurzer radialer Handstrecker (M. extensor carpi radialis longus et brevis)	X	Handgelenk strecken, zur Speiche hin abspreizen
Ulnarer Handstrecker (M. extensor carpi ulnaris)	X	Handgelenk strecken, zur Elle hin abwinkeln
Langer Hohlhandmuskel (M. palmaris longus)	X	Handgelenk beugen

Fingerbeuger (M. flexor digitorum superficialis)		Finger und Ellenbogen beugen, Handgelenk beugen und zur Elle hin abwinkeln
Fingerstrecker (M. extensor digitorum)		Finger strecken, Handgelenk strecken

Rumpfmuskulatur

Gerader Bauchmuskel (M. rectus abdominis)	X	Rumpf nach vorne neigen bzw. Becken anheben
Äußerer schräger Bauchmuskel (M. obliquus externus abdominis)	X	Rumpf vorwärts und seitwärts beugen, zur Gegenseite drehen
Innerer schräger Bauchmuskel (M. obliquus internus abdominis)		Rumpf vorwärts beugen sowie zur gleichen Seite beugen und drehen
Querer Bauchmuskel (M. obliquus transversus abdominis)		Bauchraum einengen – Bauchpresse
Viereckiger Lendenmuskel (M. quadratus lumborum)		Rumpf seitwärts neigen, Lendenlordose sichern
Rückenstrecker (M. erector spinae) Medialer Strang: kurze und mittellange Muskeln (u. a. M. spinalis)		Medialer Strang: Wirbelsäule strecken, seitwärts neigen und drehen, haben wichtige statische Funktion
Lateraler Strang: lange Muskeln (u. a. M. longissimus, M. iliocostalis)		Lateraler Strang: ebenso alle Bewegungen der WS bis auf Beugung, haben eher dynamische Funktion

Hüftmuskeln

Lenden-Darmbeinmuskel (M. iliopsoas)		Hüfte beugen, Lendenwirbelsäule beugen, Bein auswärts drehen
Großer Gesäßmuskel (M. glutaeus maximus)	X	Hüfte strecken, Bein auswärts drehen, Bein teils abspreizen, teils anziehen
Mittlerer und kleiner Gesäßmuskel (M. glutaeus medius et minimus)	X	Bein abspreizen bzw. Becken seitwärts neigen, Bein teils nach innen, teils nach außen drehen

Schenkelbindenspanner (M. tensor fasciae latae)	X	Hüfte beugen, Bein abspreizen, Stabilisierung Kniegelenkstreckung
Oberschenkelmuskeln		
Kammmuskel (M. pectineus)	X	Bein heranführen und auswärts drehen, Hüfte beugen
Langer Schenkelanzieher (M. adductor longus)	X	Bein heranführen und auswärts drehen, Hüfte beugen
Schlanker Muskel (M. gracilis)		Bein heranführen und einwärts drehen, Knie beugen
Kniegelenkmuskulatur		
Vierköpfiger Schenkelmuskel (M. quadriceps femoris)	X	Knie strecken, Hüfte beugen, statische Sicherung der Kniegelenke
Schneidermuskel (M. sartorius)	X	Hüfte beugen, Bein auswärts drehen, Knie beugen, Unterschenkel einwärts drehen
Zweiköpfiger Schenkelmuskel (M. biceps femoris)	X	Hüfte strecken und Oberschenkel heranziehen, Knie beugen und Unterschenkel auswärts drehen
Halbsehnenmuskel (M. semitendinosus)	X	Hüfte strecken und Oberschenkel heranziehen, Knie beugen und Unterschenkel einwärts drehen
Plattsehnenmuskel (M. semimembranosus)	X	Wie Halbsehnenmuskel
Muskeln des Unterschenkels		
Vorderer Schienbeinmuskel (M. tibialis anterior)	X	Fuß hochheben, Fußinnen- oder -außenrand heben
Zwillingswadenmuskel (M. gastrocnemius)	X	Knie beugen, Fuß strecken, Stabilisierung
Schollenmuskel (M. soleus)	X	Fuß strecken
Langer Wadenbeinmuskel (M. peronaeus longus)	X	Fuß strecken, Fußaußenrand heben

Literatur

1 **Boeckh-Behrens, W.-U., Buskies, W.**: *Gesundheitsorientiertes Fitnesstraining. Bd. 1*. Winsen 1997

2 **Boeckh-Behrens, W.-U., Buskies, W.**: *Fitness-Krafttraining*. Reinbek 2000

3 **Bös, K.**: *Sportmotorische Testmöglichkeiten in der Herzgruppe*. In: Kempf, H.-D., Reuß, P. (Hrsg.): Praxisbuch Herzgruppe. Stuttgart 2000, S. 67–78

4 **Bös, K., Multerer, A.**: *Allgemeine Fitnessprogramme*. In: DTB (Hrsg.): Das Fitness-Handbuch des Deutschen Turnerbundes. Bd. 1. Frankfurt 1991

5 **Busch, W.**: *Die Folgen der Kraft*. In: Fliegende Blätter und Münchener Bilderbogen, 1859–1871

6 **Buskies, W.**: *Sanftes Krafttraining nach dem subjektiven Belastungsempfinden versus Training bis zur muskulären Ausbelastung*. In: Zs. Sportmedizin 10/99, S. 316–320

7 **Buskies, W., Boeckh-Behrens, W.-U.**: *Probleme bei der Steuerung der Trainingsintensität im Krafttraining auf der Basis des Maximalkrafttest*. In: Leistungssport 3/99, S. 4–8

8 **Buskirk, E. R.**: *Adipositas*. In: Skinner, J. S. (Hrsg.): Rezepte für Sport und Bewegungstherapie. Köln 1989, S. 187–215

9 **Bührle, M., Schmidtbleicher, D.**: *Grundlagen des Maximal- und Schnellkrafttrainings*. Schorndorf 1985

10 **Carl, K. (Hrsg.)**: *Krafttraining in der sportwissenschaftlichen Forschung*. Ergebnisse der vom BISp in den Jahren 1988 bis 1992 geförderten Projekte. Köln 1992

11 **Degasport**: *Futrex-Körpergewichtsanalyse*. Tabelle zur Körperfettanalyse. o. O. 1999

12 **Eifler, C.**: *Krafttraining nach der «Individuellen-Leistungsbild-Methode» – eine empirische Überprüfung der Trainingseffekte bei Anfängern und Fortgeschrittenen*. Unveröffentlichte Diplomarbeit der Universität des Saarlandes 2000

13 **Eiselen, E.**: *Handbuch für Turner und Zimmerturner*. Berlin 1833

14 **Froböse, I., Nellessen, G.**: *Training in der Therapie*. Wiesbaden 1998

15 **Gutenbrunner, C.**: *Muskeltraining und Muskelüberlastung*. Marburg 1991

16 **Hartmann, J., Tünnemann, H.**: *Krafttraining für jedermann*. Berlin 1984

17 **Horn, H.-G., Steinmann, H.-J.**: *Medizinisches Aufbautraining*. Stuttgart 1998

18 **Kempf, H.-D.**: *Rückentraining mit dem Thera-Band®*. Reinbek 2000

19 **Kempf, H.-D.**: *Die Rückenschule*. Reinbek 1990, 1995

20 **Kempf, H.-D. (Hrsg.)**: *Rückenschule: Grundlagen, Konzepte und Übungen*. München 1999

21 **Kempf, H.-D., Lowis, A.**: *Fit und schön mit dem Thera-Band®*. Reinbek 1999

22 **Kempf, H.-D., Schmelcher, F., Ziegler, C.**: *Trainingsbuch Rückenschule*. Reinbek 1996

23 **Kempf, H.-D., Strack, A.**: *Krafttraining mit dem Thera-Band®*. Reinbek 1999

24 **Kempf, H.-D., Strack, A.**: *Hanteltrainer Kraft*. Reinbek 2001

25 **Kieser, W.**: *Wie viel Sätze beim*

Krafttraining? Theorie und Praxis. In: Leistungssport 3/98, S. 50–51

26 **Kunz, H.-R., Schneider, W., Spring, H., Tritschler, T., Inauen, E.U.**: *Krafttraining*. Stuttgart 1990

27 **Kolster, B., Ebelt-Paprotny, G. (Hrsg.)**: *Leitfaden Physiotherapie*. München 1999

28 **Kravitz, L. Resistance**: *Training: Adaptions and Health Implications*. www.unm.edu/lkravitz/Article%20folder/resitben.htm

29 **Kraemer, W. J. et. al.**: *Influence of exercise training on physiological and performance changes with wight loss in men*. In: Med. Sci. Sports Exerc. 1999 Sep; 31 (9), pp. 1320–1329

30 **Marschall, F.**: *Zusammenhang von Maximalkraft und max. Wiederholungszahl bei submaximalen Intensitäten*. In: Künstlinger, U.: Beanspruchung und Belastungsdiagnostik beim Krafttraining. In: Sportmedizin, 1/99, S. 28

31 **Marschall, F., Fröhlich, M.**: *Überprüfung des Zusammenhangs von Maximalkraft und maximaler Wiederholungszahl bei reduzierten submaximalen Intensitäten*. In: Sportmedizin, 10/99, S. 311–315

32 **McKelvie, R. S., McCartney, N.**: *Weigthlifting Training in Cardiac Patients*. In: Sports Medicine 10 (6)/1990, pp. 355–364

33 **Müller, R.**: *Fitness-Center. Verletzungen und Beschwerden beim Training*. Bern 1999

34 **Petersen, O.**: *Lifepower – Das Anti-Aging-Programm*. Reinbek 2001

35 **Pette, D.**: *Das adaptive Potenzial des Skelettmuskels*. In: Leistungssport 9/99, S. 262–271

36 **Pouliot M. C. et. al.**: *Waist circumference and abdominal sagittal diameter*: Best simple anthropometric indexes of abdominal visceral adipose tissue accumulation and related cardiovascular risk in men and women. Am. J. Cardiol. 73 (1994) 460

37 **Preibsch, M.**: *Muskelfunktionsprüfung*. Unveröff. Konzept 1995

38 **Radlinger, L., Bachmann, W., Homburg, J., Leuenberger, U., Thaddey, G.**: *Rehabilitatives Krafttraining*. Stuttgart 1998

39 **Röthig, P.**: *Sportwissenschaftliches Lexikon*. Schorndorf 1977

40 **Schlumberger, A., Schmidtbleicher, D.**: *Einsatz-Training als trainingsmethodische Alternative – Möglichkeiten und Grenzen*. In: Leistungssport 5/99, S. 9–11

41 **Spring, H., Dvorak, J., Dvorak, V., Schneider, W., Tritschler, T., Villinger, B.**: *Theorie und Praxis der Trainingstherapie*. Stuttgart 1997

42 **Strack, A.**: *Methodik des modernen Krafttrainings im Fitness- und Gesundheitssport*. In: trainer 3/98, S. 11–14

43 **Strack, A.**: *Krafttrainingsmethoden-Dschungel*. Betriebswirtschaftlich oder trainingswissenschaftlich orientierte Krafttrainingsmethodik im Fitness-Studio? In: trainer 4/98, S. 16–31

44 **Strack, A.**: *Individuelle Leistungsbildmethode im wissenschaftlichen Test*. In: trainer 6/99, S. 41–44

45 **Verdonck, A., Wilke, C.**: *Screeningsverfahren*. In: Froböse, I., Nellessen, G. (Hrsg.): Training in der Therapie. Wiesbaden 1998, S. 115–128

46 **Wechsler, J. G., Schusdziarra, V., Hauner, H., Gries, F. A.**: *Therapie der Adipositas*. In: Deutsches Ärzteblatt, 93 (1996), Heft 36, A-2214–2218

47 **Wilmore, J. H., Thomas, E. L.**:

Geschlechtsabhängige Unterschiede in der Durchführung von Belastungsuntersuchungen und der Erstellung von Trainingsprogrammen. In: Skinner, J. S. (Hrsg.): Rezepte für Sport und Bewegungstherapie. Köln 1989, S. 56–74

48 **World Health Organization**: *WHO report obesity: Preventing and managing the global epidemic*. Geneve 1998

49 **Wydra, G.**: *Problemorientierte Diagnosestrategie für die Sporttherapie*. In: Schüle, K., Huber, G. (Hrsg.): Grundlagen der Sporttherapie. München 2000, S. 91–100

50 **Zatsiorsky, V. M.**: *Krafttraining – Wissenschaft und Praxis*. Aachen 1996

Die Autoren

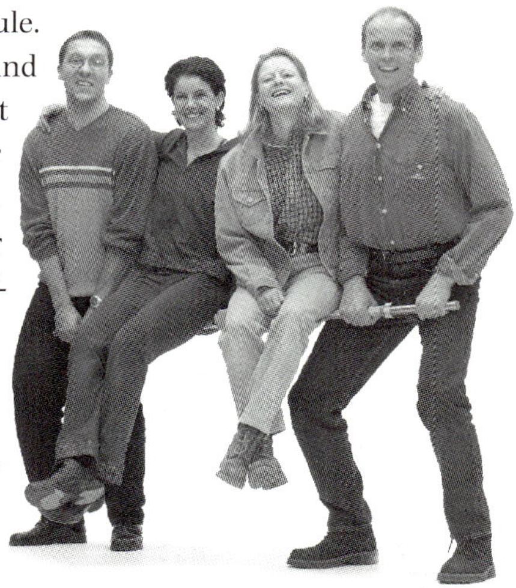

Hans-Dieter Kempf (www.dierueckenschule.de), Jahrgang 1960, Studium der Physik und der Sportwissenschaft an der Universität Karlsruhe. Entwicklung der Karlsruher Rückenschule 1986, Mitbegründer und Vorstandsmitglied des «Forums Gesunder Rücken», maßgebliche Beteiligung am Aufbau und an der Weiterentwicklung der Rückenschulbewegung in Deutschland. Seit 1993 selbständig tätig als Trainer, Projektleiter, Berater und Fachautor (u. a. über 20 Buchveröffentlichungen) sowie als Referent und Lehrbeauftragter für zahlreiche Institutionen. Betreuung verschiedener Präventions- und Rehabilitationsgruppen. Im Rowohlt Taschenbuch Verlag sind bereits von ihm erschienen: Die Rückenschule (Nr. 19793), Rückenschule für Kinder (Nr. 19338), Sitzschule (Nr. 19715), Trainingsbuch Rückenschule (Nr. 19960), Trainingsbuch *Thera-Band*® (Nr. 19452), Trainingsbuch Fitnessball (Nr. 19464), Jetzt sitzen Sie richtig (Nr. 60373), Fit am Bildschirm (Nr. 19891), Fit und schön mit dem

Thera-Band® (Nr. 19479), Krafttraining mit dem *Thera-Band®* (Nr. 19484), Rückentraining mit dem *Thera-Band®* (Nr. 61001), Die Herzschule (Nr. 61009), Der Hantel-Krafttrainer (Nr. 61013). Seine Bücher sind in mehrere Sprachen übersetzt.

Andreas Strack, Jahrgang 1966, Studium der Sportwissenschaft an der Universität Saarbrücken. Seit 1993 freiberuflicher Referent und Berater in der Fitnessbranche und der Gesundheitsförderung, u. a. als pädagogischer Leiter einer der privaten Bildungseinrichtungen der Fitnessbranche, der BSA-Akademie. Ehemaliger Leistungssportler (Speerwurf, Gewichtheben) und Bundesstützpunkttrainer in der Leichtathletik; umfangreiche Erfahrung im Krafttraining. Autor für Fachzeitschriften. Im Rowohlt Taschenbuch Verlag ist von ihm bereits erschienen: Krafttraining mit dem *Thera-Band®* (Nr. 19484), Der Hantel-Krafttrainer (Nr. 61013).

Uschi Moriabadi, Jahrgang 1961, Studium der Sportwissenschaft an der Ludwig Maximilian Universität München. Langjährige Dozentin an der Bode Schule in München (Schule für staatl. geprüfte Gymnastiklehrerinnen); Fitness- und Aerobictrainerin, Choreographin für Modenschauen und Beraterin in der Fitnessbranche. Ehemalige Leistungssportlerin (Rhythmische Sportgymnastik), Leiterin eines Ballett- und Gymnastikstudios. Seit sieben Jahren freiberufliche Referentin und Ausbildungsleiterin der BSA Akademie für den Aerobicbereich. Autorin für mehrere Fachzeitschriften.